AF239396

Aikamatka peiliin

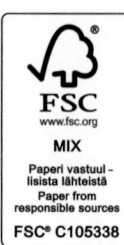

© 2019 Marja-Terttu Soppela, Marja Blatter, Jukka Ollgren
Taitto ja kansi: Books on Demand
Kustantaja: BoD – Books on Demand, Helsinki, Suomi
Valmistaja: BoD – Books on Demand, Norderstedt, Saksa
ISBN: 978-952-80-8939-1

Aikamatka peiliin

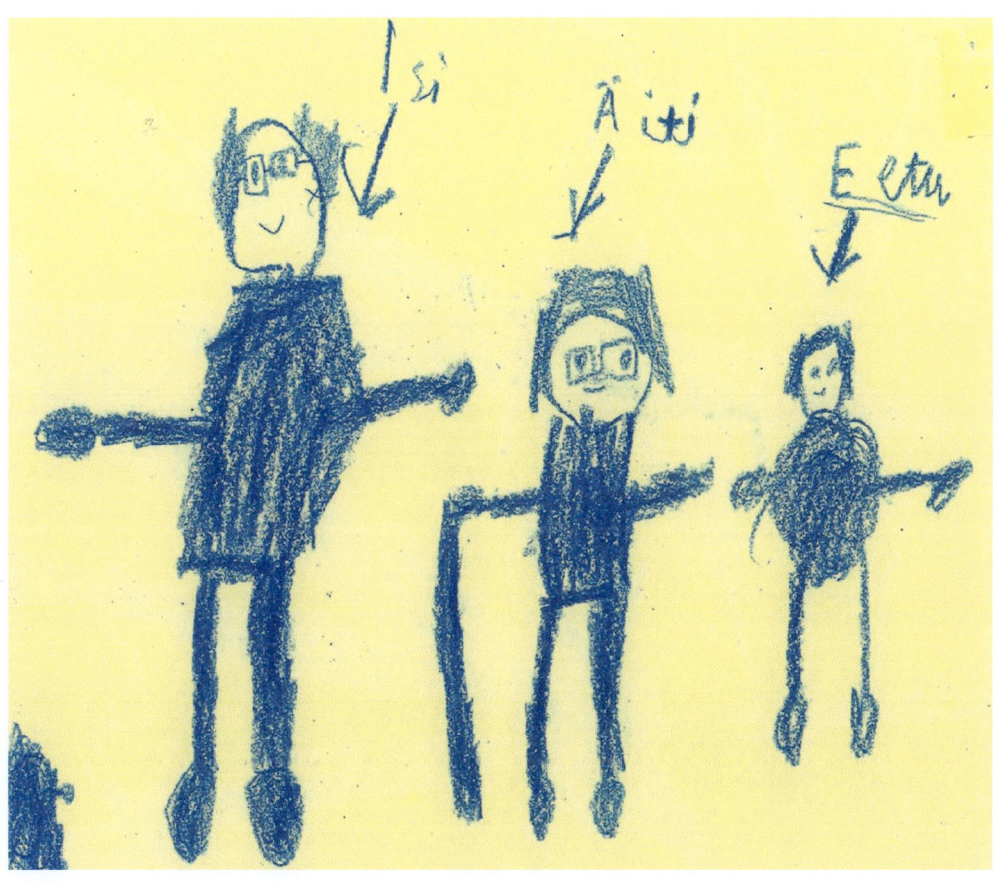

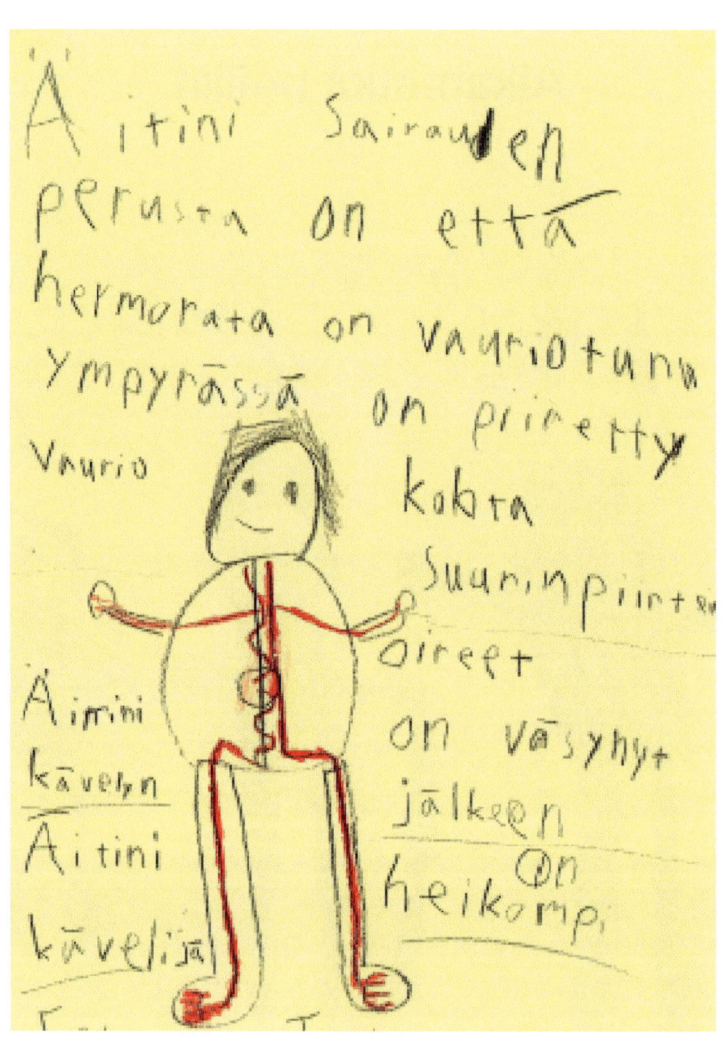

Marja-Terttu Soppela

I Aikamatka peiliin

Esipuhe

Tämä kirja kertoo MS-taudista. Ensimmäisessä osassa minä kerron siitä, mitä oli pienen lapsen äitinä sairastua tähän pitkäaikaiseen sairauteen. Sitten psykologi katsoo sairastumista psykologin silmin. Kolmannessa osassa tilastotutkija kertoo siitä, millainen sairaus MS-tauti on. Kirjan voi lukea kokonaisuutena tai osissa, ja siihen voi palata useampaan kertaan.

Alussa otin yhteyttä psykologi Marja Blatteriin ja kysyin, tulisiko hän mukaan kirjaan, johon hän kirjoittaisi surusta, traumoista sekä siitä, miten lapset suhtautuvat vanhemman sairauteen. Hän mietti pienen hetken ja lupasi kirjoittaa. Sitten kysyin mukaan tilasto-tutkija Jukka Ollgrenia. Hän lupasi kirjoittaa MS-taudista eli sairauden esiintymisestä ja siihen vaikuttavista tekijöistä. Minä lupasin vastata muuten koko kirjasta. Blatter perehtyi tekstiini alku- ja loppuvaiheessa.

Sain MS-taudin diagnoosin 17 vuotta sitten. Sairauteni oli rauhallinen ilman lääkkeitä lähes 10 vuotta. Sitten se aktivoitui. Sain pahenemisvaiheita pari kertaa vuodessa. Onneksi se saatiin rauhoittumaan MS-lääkkeellä. Ensin kokeiltiin yhtä, mutta sinä aikanakin tuli pari pahenemisvaihetta. Vaihtamalla toiseen lääkkeeseen sairaus saatiin lopulta rauhoittumaan. Nyt on kulunut lähes kolme vuotta ilman yhtäkään pahenemisvaihetta. Jännittynein mielin odotan tulevia päiviä.

Pahenemisvaiheet saivat aikaan hermosäryn, ja kipulääkkeet pahensivat MS-oireitani. Motoriikkani ja puhe huonontuivat. Sanat eivät tahdo tulla mieleeni. Hermostuessani puheeni puuroutuu entisestään. Minusta näkee, että olen vammainen. Tunnen itsekin niin. Vaikka kuntoni huonontui paljon, jokapäiväinen kipu oli pahempaa. Mieluummin näin kuin kivusta kärsien!

Parannuskeinoa sairauteeni ei ole olemassa, ainakaan vielä. Hidastavia lääkkeitä tulee kuitenkin koko ajan lisää. Sairautta myös tutkitaan paljon. Tämä helpottaa oloani. Sairaus on käynyt ajatuksissani joka päivä. Luulin, että ajan myötä se ei enää tulisi mieleeni, mutta niin se ei ollut. Tapani suhtautua siihen on kuitenkin vaihdellut paljon.

Aloitin kirjoittamisen jäädessäni työkyvyttömyyseläkkeelle. Alussa sain kannustusta Jyrki ja Mirkka Kortelaiselta. Brita Nykänen luki uutterasti version toisensa perään ja esitti minulle kysymyksiä. Psykologian dosentilta ja Maskun neurologisen kuntoutuskeskuksen johtajalta Päivi Hämäläiseltä tuli arvokkaita kommentteja. Neurologi, osastonlääkäri Mika

Saarela Meilahdesta, luki kaikkien kolmen tekstit ja kannusti jatkamaan. Hän myös tarkisti Jukka Ollgrenin tekstin. Kiitos kuuluu myös Marja Blatterille ja Jukka Ollgrenille! He uskaltautuivat kirjoittamaan kanssani tietämättä, osaanko kirjoittaa.

Myös monet ystäväni antoivat palautetta minulle sisällöstä ja oikeakielisyydestä. Unohtaa ei pidä myöskään niitä lukuisia keskustelua, joissa puhuttiin niin elämästä, vanhemmuudesta kuin etenevistä sairauksistakin. Tekstini meni uusiksi monta kertaa. Juuri, kun luulin olevani lähellä valmista, sairauteni toi uusia kokemuksia. Kipuni myös vaikeuttivat kirjoittamista ja välillä estivät sen kokonaan. Tästä kirjasta olisi tullut hyvin erilainen ilman vaikeita tilanteita.

Aikaisemmin olin kirjoitellut vain pari sivua enkä tiennyt, mitä kaikkea kirjan tekemiseen liittyy. Poikani kysyi jossain vaiheessa: "Oot sä kirjoittamassa Harry Potteria?!" Olin itsekin alkanut uskoa siihen, ettei kirjamme koskaan valmistuisi. Tarvittiin Leena Aaltoa, Mirkka Kortelaista ja Jarmo Kovasta, jotta kirja sai kannet ympärilleen ja valmistui. Heidän apunsa oli korvaamatonta!

Kirjan on tarkoitus auttaa sairastuneita ja heidän läheisiään voimaantumaan tilanteessaan. Vaikka kirja on tehty paljolti yhden neurologisen sairauden näkökulmasta, toivon, että sillä on annettavaa myös monelle muullekin – niin ammattilaisille kuin muillekin!

Kirjoittamisella on ihmeellinen vaikutus – mielessäni pyörineet asiat ovat siirtyneet kirjaan enkä muista niitä enää!

Marja-Terttu Soppela

Pojalleni

menettäessä

liikuntakykyä

voi

tavoittaa

omilla

jaloillaan

kulkemista

I Pysähdys

1. Keskellä kesälomaa vuonna 2002

Paljon odotettu kesäloma koitti meidän kolmihenkiselle perheellemme, minulle, miehelleni ja puolitoistavuotiaalle pojallemme. Kiertelimme kotimaassa viikon verran. Muistan vieläkin paikan, missä poikamme oppi kävelemään. Palatessamme kotiin aurinko paistoi koko matkan pilvettömältä taivaalta. Eräällä huoltoaseman pihalla huomasin väsymykseni. Ajattelin sen aiheutuneen huonoista yöunista ja kovasta auringonpaisteesta. Lopulta olimme kotona. Ilta meni kait normaalien iltatouhujen parissa, koska siitä ei ole jäänyt mitään mieleen.

Seuraavana aamuna auringonpaiste jatkui edelleen. Söimme aamupalan ja lähdimme ulos kävelylle. Olimme asuneet alueella muutaman vuoden ja tunsimme hyvin ulkoilupaikat. Tässä asunnossa olimme asuneet vasta pari kuukautta. Takaisin tullessa jaloistani katosi voimat. Askeleita oli vaikea ottaa. Otin tukea puista ja pensaista, etten olisi kaatunut. En muista, pyysinkö puolisolta apua. Sitäkään en muista, katsoinko poikaani tai puhuinko hänelle jotain. Liikkumiseni vei huomioni. Jotenkin pääsin sisälle toisen kerroksen asuntoomme. Talossa ei ollut hissiä. Otin ehkä tukea kaiteista. En muista, miten toimin kotona – puhuinko jotain puolisolleni, ja mitä poikamme näki. Muistan vain kauhuni. En tiennyt, mitä jaloilleni oli tapahtunut. Yritin juosta olohuoneessa, mutta se ei onnistunut.

Mieleeni tuli, kuinka selkäni oli jäykistynyt pitkien työpalavereiden jälkeen. Se oli ollut myös kipeä. En ollut kärsinyt sellaisesta aikaisemmin. Olin selittänyt oireeni asuinpaikallamme. Asuimme silloinkin hissittömässä talossa. Kannoin reilun vuoden ikäistä poikaa kotiin. Hän ei vielä kävellyt. Välillä mukana oli vielä ruokaostoksia ja työlaukku. Sitten jäykkyys ja kipu katosivat. Ihmettelin asiaa, koska työpalaverit jatkuivat entiseen tapaan. Tilasin kuitenkin ajan lääkärille. Aika olisi parin päivän päästä. Odottelin huonojalkaisena kotona. Kerroin lääkärille selästä ja jalkojeni toiminnasta. Sain lähetteen selän kiireettömään röntgenkuvaukseen. Tulokset valmistuisivat seuraavalla viikolla. Kävelyni hankaloitui päivä päivältä. En tiennyt ketään, keneltä olisin voinut kysyä neuvoa, tai olisiko minun pitänyt mennä joihinkin lisätutkimuksiin.

Kerran aikaisemmin olin käynyt OMT-fysioterapeutilla (ortopedinen manuaaliterapia), ja päätin varata sinne ajan. Terapeutti tutki selkääni eikä löytänyt mitään, mistä jalkojen ongelmat aiheutuisivat. Hän kirjoitti lausunnon ja neuvoi lähettämään minut neurologisiin tutkimuksiin. Toimitin lausunnon minua hoitaneelle lääkärille. Sain neurologisiin tutkimuksiin kiireisen lähetteen, joka siihen aikaan meni eteenpäin faksilla. Röntgentutkimukset taisivat unohtua. Jos niiden tuloksista kerrottiin, se ei ole jäänyt mieleeni.

Odotin kiireisen lähetteen tuloksia. Päiviä kului. Kukaan ei ottanut yhteyttä. Ystäväni neuvoi selvittelemään, mihin lähete oli joutunut. Hänen mukaansa jonkun olisi pitänyt jo reagoida. Olin epävarma. Pitäisikö minun alkaa kysellä, missä lähete olisi? Aloin soitella. Sain selville sairaalan, mihin lähete oli faksattu. Se oli kuitenkin väärä sairaala, eivätkä he olleet tienneet, kuinka sen kanssa olisi pitänyt toimia. Faksi oli jäänyt pöydälle. Kai minä jotenkin romahdin. En muista, miten päädyin oikeaan sairaalaan. Siellä kuitenkin olin. Olin päivystyksessä ja makasin sängyllä. Tunteja kului. Kiireisimmät menivät ohitseni. Muistan kirkkaat valot. Päädyin osastolle puoli kolmen aikoihin yöllä.

Ennen osastoa olin ollut kotona jo parisen viikkoa. Kävelyni oli epävarmaa ja liikkuessani olin ottanut tukea seinistä ja huonekaluista. Olin kaksin päivisin poikamme kanssa, koska puolisoni oli mennyt jo töihin. Poikanikin kävely oli vielä epävarmaa. Pyllähdimme molemmat välillä lattialle. Kerran menimme takapihan hiekkalaatikolle. Käytävällä pystyin tukeutumaan portaiden kaiteisiin. En vieläkään käsitä, miten olen päässyt hiekkalaatikolle saakka. Sinne mentäessä ei pysty ottamaan mistään kiinni. Pieni mäkikin siellä on. Jotenkin olen selviytynyt.

En muista, puhuinko jotain kunnostani pojallemme. Meillä ei ollut ketään, ketä olisimme voineet pyytää apuun. Vähäiset sukulaiset asuivat kaukana, ja luulimme, että tilanteesta piti vain selviytyä. Onneksi perhepäivähoito järjestettiin aikaisemmin, kuin olimme suunnitelleet.

2. Ensin yhteen sairaalaan

Tunsin yhden sairaalan äitini työn myötä jo lapsuudesta. Se oli jäänyt mieleeni mukavana paikkana, enkä pelännyt sairaaloita. Kuusi- tai seitsenvuotiaana päätin mennä sinne pyörällä. Minulla oli uusi, viininpunainen pyörä ja tiesin, miten sinne mentiin. Perillä aikuiset olivat hätääntyneitä. Olin ihmeissäni. Isä ja minä olimme hakeneet äidin lukuisia kertoja töistä. Tiesin tarkkaan, miten kustakin risteyksestä käännyttiin. Aikuiset järjestivät minulle syötävää ja odotin keittiössä ison pöydän ääressä äitini töiden päättymistä. Muistan yhden tummahiuksisen naisen. Istuin ylpeänä korkean pöydän ääressä. Kukaan ei kysynyt, menisinkö takaisin. Se olisi ollut minulle pikku juttu.

Nuoruudessani olin ollut sairaalassa myös töissä. Yhtenä kesänä toimin lähettinä ja useampana kesänä olin laboratorion näytteenotossa osastosihteerinä. Pitkät käytävät tulivat tutuiksi. Pidin töistäni ja nautin kävelymatkoista. Muistiini ovat jääneet parit kengätkin, toiset olivat mustat ja toiset valkoiset. Olin oppinut myös, mitä työtehtäviä kuului kullekin ammattiryhmälle. Sairaalassa oli paljon huumoria ja työkaverit olivat mukavia. He olivat ottaneet minut hyvin vastaan ja perehdyttäneet tuleviin työtehtäviin. Paljon asioita on jäänyt mieleeni. Yhtenä kesänä olin alueella rakennusapumiehenä. Talon rakenteetkin tulivat tutuiksi!

Nyt olin potilaana. Silmiini oli tehty karsastusleikkaus teini-ikäisenä, mutta muuten sairaalassa olo ei ollut minulle tuttua. Sain paljon henkilökunnalta tukea. Yllätyin siitä. Sitä oli katseissa ja äänensävyissä. Taisi sitä olla lääketieteellisten asioiden kertomisessakin. Jopa ruuan kanssa tullutta erikoista kastiketta pahoiteltiin. Olin ajatellut aikaisemmin, että tukeen tarvittaisiin sanoja tai tekoja. Käsitykseni muuttui.

Huomioni kiinnittyi myös hoitajan käyttämään murteeseen. Samalta tai läheiseltä murrealueelta tuleva hoitaja tuntui tutummalta. Myös huumori yhdisti meitä, ja nauroimme samoille asioille. Huoneeseen tuli kerran kireä hoitaja. Muistiini ei ole jäänyt, mitä murretta hän puhui. Erästä potilasta hän käsitteli kovakouraisesti. Puhuin siitä muiden samassa huoneessa olleiden potilaiden kanssa. Emme tienneet, kuinka meidän olisi pitänyt toimia, eikä meillä tainnut olla voimaakaan hoitaa asiaa.

Annoimme huoneessa tukea toisillemme. Kerroimme tilanteista, jotka olivat johdattaneet meidät sairaalaan. Suunnittelimme hoidon jälkeen tapaavamme toisiamme. Se kuitenkin jäi. Keskustelumme oli iloista ja katsoimme tapahtuneita asioita huumorin valossa. Kenellä oli puhe muuttunut oudoksi, kenellä tullut muistihäiriöitä. Jokainen oli saanut apua sairaalaan pääsemisessä. Järkytyksestä emme puhuneet. En tiedä, oliko sitä toisilla potilailla. Minulla sitä oli. Tai oli ainakin silloin, kun en puhunut muiden potilaiden kanssa.

Eräänä päivänä pöydälleni ilmestyi muovinen säärenpuolikas. Järkytykseni lisääntyi entisestään. En tiennyt, mikä se oli, enkä osannut kysyä siitä muilta potilailta. Myöhemmin minulle kerrottiin sen olevan peroneustuki. Sillä oli tarkoitus helpottaa kävelyä jalkaterää kannattelemalla. Väriltään se oli tylsän harmaa. Se ylsi polveen saakka ja tuntui kovalta. Sitten se onneksi hävisi jonnekin. Nimikin unohtui.

Sängyssä mieleeni tuli kaksi väriä, sininen ja ruskea. Ne olivat olleet lempivärejä pitkään; ehkä olin pitänyt niistä aina. Pidin myös niiden yhdistelmistä. Muistan lapsuudessani useamman kosken tai joen, jossa sininen vesi oli hionut ruskeita kiviä. Eräs virtapaikka oli talvisin erityisen kaunis. Silloin siniseen ja ruskeaan yhdistyi vielä valkoinen lumikin. Kesälomallani olin jälleen nähnyt sinistä ja ruskeaa. Värit helpottivat oloani ja veivät mukanaan, milloin mihinkin.

Ajattelin myös kahta paikkaa. Toisessa olin kuunnellut elävää musiikkia ja tanssinut. Mietin, pääsisinkö vielä sinne. Paikkaan mentiin kapeita portaita pitkin. Mieleeni tuli myös eräs keramiikkapaja. En ollut koskaan käynyt siellä, katsonut vain ikkunasta saven työstämistä. Paikka kiinnosti edelleen minua. Tiesin lapsuudestani, miltä savi tuntui. Koristeluun käytettiin kauniita värejä. Valmiit työt usein kiilsivät. Sängyssä päätin, että kävisin siellä joskus vielä. Sitä en tiennyt, pääsisinkö vielä lempipaikkaani musiikkia kuuntelemaan ja pystyisinkö vielä tanssimaan.

3. Siellä tuli diagnoosini

Minua vietiin lukuisiin tutkimuksiin ja hoitoihin. En kysellyt mitään enkä ollut mistään huolissani. Istuin vain vietävänä pyörätuolissa. Tunsin itseni paketiksi. En tiedä, mitä tutkimuksia minulle tehtiin. Niin järkyttynyt ihminen varmaan toimii. Ainakin minä toimin niin. Selkäydinpunktio jäi kuitenkin mieleeni. Muistan, missä huoneessa ja millaisessa asennossa piti olla. Senkin muistan, että katsoin ikkunasta ulos. Aurinko paistoi. Punktion tehneen lääkärin hiusten värikin jäi mieleeni.

Ilmeisesti selkäytimeen tehty pistoskohta jäi vuotamaan. Seurasi kuuden päivän hirvittävä olotila. En ollut koskaan kokenut sellaista päänsärkyä. Oksentelin. Elämäni kapeutui päähän. En liikkunut mihinkään enkä nähnyt mitään. Kivulias kohta vaihtui niskasta otsalle tai toisinpäin, kulkusuunta on jo unohtunut. Sain särkyyn monia lääkkeitä. Sitten sain kofeiinitipan suoneen. Se vei särkyni. Pyysin ainetta lisää. Sitä en saanut, vaan seuraavaksi olisi veripaikan vuoro. Vuotokohta tultaisiin paikkaamaan omalla verellä.

Veripaikka sai ihmeitä aikaan, ja oloni parani minuuteissa. Toimenpiteen tehneen aneste-sialääkärin kysymys ei koskaan unohdu: "Miltä nyt tuntuu?" Sietämätön olo oli hävinnyt taivaan tuuliin. En kärsinyt siitä enää.

Sain diagnoosin: varma MS-tauti. Päivystyksessä taidettiin epäillä aivokasvainta. Itse ai-nakin epäilin. Neurologinen sairaus tuntui mitättömyydeltä pienen lapsen äidistä. Taisin kiittää lääkäriä diagnoosista. Tuntui, että olin saanut lisää aikaa eikä minulle kävisi huo-nosti. Kuvani MS-taudista oli lohdullinen. Isäni oli saanut saman diagnoosin 60-luvulla. Hän urheili ja liikkui siinä missä terveetkin ja usein heitä enemmänkin. Isälläni ei ollut mitään näkyviä oireita. Muistan hänen kerran hieroneen sormiansa ja puhuneen jotain tunnottomuudesta. En tiennyt sairaudesta mitään enkä ajatellut koskaan, että minulla saattaisi olla sama sairaus. En ollut tavannut muita MS-tautiin sairastuneita, eikä minulle ollut taidettu puhua sairaudesta mitään. Isäni saadessa diagnoosin olin kaksivuotias, enkä tiedä, miten hänen sairastumisensa otettiin perheessäni vastaan.

Kotiimme on aina tullut lehti, joka on liittynyt isäni sairauteen. En muista, että olisin koskaan selaillut tai lukenut sitä. Kävimme ainakin kerran isäni hoitopaikassa. Jäin odot-tamaan autoon. Isäni ohjeisti laittamaan ovet lukkoon, eikä ketään saanut päästää sisälle. Samassa hoitopaikassa hoidettiin joitain hulluja, ja he olisivat voineet tulla koputtelemaan auton ikkunoihin. Ketään ei kuitenkaan tullut.

Diagnoosin jälkeen minulle laitettiin kortisonia suoneen kolmena päivänä. Viimeisenä päivänä raskausarpeni muuttuivat valkoisista viininpunaisiksi, ja minua hikoilutti. Kerroin asiasta henkilökunnalle. Oireeni olivat varmaan aiheutuneet kortisonista. Sen sanottiin olevan tujua lääkettä, joka saattoi aiheuttaa kaikenlaista.

Hoitoni päättyi ja perheeni haki minut kotiin. Olin ollut sairaalassa puolitoista viikkoa. Aika oli tuntunut ikuisuudelta. Olin ikävöinyt poikaani. Kotona minua alkoi kutittaa. En tiennyt, mikä minulla oli. Kävin öisin suihkussa. Olin siellä tunteja, jotta oloni helpottuisi. Kutina paheni päivä päivältä. Lopulta soitin osastolleni. Minut lähetettiin toiseen sairaa-laan, Iho- ja allergiasairaalaan. Aluksi minua hoidettiin avohoidossa, mutta ihoni meni huonommaksi koko ajan. Hoitoni päätettiin jatkaa osastolla.

4. Sitten toiseen sairaalaan

Olin pakettina sängyssä. Ehken ollut niin järkyttynyt kuin neurologisella osastolla. Puhuin samassa huoneessa olevien potilaiden kanssa harvakseltaan niitä näitä. Ikäeromme oli suuri. Meitä ei tainnut yhdistää mikään. Mieleen he ovat kuitenkin jääneet. Henkilökunnalta tuli jälleen tukea monin tavoin. Potilailta ei tullut tukea. En edes odottanut sitä. Se ei käynyt mielessäkään.

Eräs huonetovereista oli iäkäs nainen. Hän ei halunnut syödä, vaikka omaiset ja henkilökunta yrittivät monin tavoin motivoida. Olin ollut lukion jälkeen puoli vuotta päiväkodissa töissä. Lapset painelivat inhokkiruoka-aineitaan pöydän alapinnalle. Ehkei huonetoverini tehnyt niin, mutta ruokahaluni katosivat. Liikuin jo sisätiloissa kohtalaisen hyvin ja sain luvan kantaa tarjottimen parvekkeelle. Toisessa sairaalassa ei ollut parveketta, mutta onneksi täällä oli. Siellä sain syötyä. Ulkona paistoi aurinko ihanasti.

Pääsin viikonloppulomalle kohentuneen voinnin ja pienen poikani vuoksi. Halusin mennä kotiin yksin julkisilla liikennevälineillä. Jokin sisäinen pakko ohjasi tekoani. En kertonut aikeistani kenellekään. Kävelin horjuen pysäkille. Kasvoni olivat punaisen kirjavat. Raitiovaunussa minua katsottiin paheksuvasti. Muistan vieläkin, missä paikkani oli. Olin niin onnellinen. Liikuin itse. Onneani ei vienyt ulkonäköni. Se ei tullut edes mieleeni.

Hiivin kotimme ulko-ovelle ja painoin ovikelloa. Halusin tehdä yllätyksen! Oven takana minua katsottiin hämmästyneesti. Puolisoni läksytti minua siitä, etten ollut käyttänyt taksia. Tekoani ei ihailtu. Muistiini ei ole jäänyt, miltä poikamme näytti. Ehken edes katsonut häntä.

Olin reilun viikon sairaalassa. Henkilökunta olisi pitänyt pidempään, mutta pyysin ja vaadin kotiin pääsyäni. Sitten sain luvan lähteä. Lapseni on jäänyt muistiin täällä vain kerran. Hän oli silloin pihalla, mutta en muista, mitä puhuin hänelle tai miten hänen kanssaan toimin. Toisessa sairaalassa pieni poikani näytti todella pieneltä isojen sänkyjen keskellä.

Menin kotiin joko taksilla tai puolisoni haki minut. En muista, miten menin, mutten kuitenkaan julkisilla. Kutina oli hellittänyt. Ihoni oli vielä punaisenkirjava. Myöhemmin oli allergioiden tutkimisen aika. Selvisi, että olin ollut allerginen kortisonille ja saanut viivästyneen allergiareaktion.

5. Viitteitä sairaudesta

Muutaman kuukausi sitten olin juossut kiireissäni junalle. Jalat toimivat jotenkin oudosti. Kerroin asiasta ystävälleni. Hän oli kärsinyt jostain samantapaisesta. Syy oireille oli löytynyt selästä, ja vaiva hoidettiin kuntoon. Hän puhui kannustavasti enkä ollut enää niin huolissani.

Minulla oli ollut myös pienimuotoista huimausta lapseni syntymän jälkeen. Se oli niin pientä, etten ollut aina varma, huimasiko minua oikeasti vai kuvittelinko vain. Selitin asian runsaalla valvomisella ja synnytyksen jälkeisillä keisarinleikkauskivuilla. Jälkitarkastuksessa kerroin asiasta neuvolan lääkärille. Hän neuvoi syömään C-vitamiinia. Muutaman vitamiinipillerin jälkeen huimaus katosi. Olin huomannut, ettei saunominen ollut enää niin mukavaa synnytyksen jälkeen. Saunamme oli viisi kerrosta alempana ja kävelin takaisin jalat jäykkinä. Päässälaskutaitokin oli huonontunut. En tainnut mainita asiasta jälkitarkastuksessa. En ollut huolissani. Minua vain nauratti. Synnytys oli kummallinen juttu, se vie kyvyn nauttia saunasta ja päässälaskutaitokin menee!

Työntäessäni lastani vaunuissa olin kaatua tiellä olevaan pieneen koloon. Olin hämmästynyt. "Enkö huomannut koloa?" Toista kertaa sitä ei enää tapahtunut. Sitten se unohtui.

90-luvulla jalkapohjani olivat olleet aamuisin kummallisen herkät. Tuntemus kesti hetken sängystä noustessa. Selitin asian huonoilla kengillä. Ostin uudet kengät. Vaiva katosi jossain vaiheessa. Kaksi kaatumistakin taisi noihin vuosiin osua. Ensimmäisellä kerralla ylitin innokkaana suojatietä ennen valojen vaihtumista. Toisella kertaa menin töihin kiireisesti. Kaatumisten välillä oli joitakin vuosia. Ainakin toisella kertaa selitin asian kengillä. Käytin silloin niin sanottuja purjehduskenkiä. Housujen tilalle ostin uudet. Rikkoontuneen kellon lasin korjautin liikkeessä. Siellä ihmeteltiin vahvan lasin rikkoontumista. Sitten elämä taas jatkui. Lääkäriin meno ei tullut mieleeni noissa tilanteissa.

80-luvulla minulla oli kadonnut tunto toisesta jalasta polvesta varpaisiin. Silloin menin lääkäriin. Kerroin lääkärille, että isäni sairasti MS-tautia. Minulle tehtiin selkäydinpunktio. Punktion jälkeen lääkäri totesi, ettei minulla ollut tätä sairautta. Olin tyytyväinen 18-vuotias. Jokin sairaus oli jo nuorena suljettu pois. En tiedä, olinko kuullut väärin vain sanottiinko minulle niin. Punktion aikana samassa huoneessa oli ollut nuori mies. Uppouduin keskusteluihimme siellä sekä mietin aiheita jälkeenpäin. Tuntoni palasi jalkaani ja jatkoin elämääni.

Samalla vuosikymmenellä oli myös tilanne, jossa juoksimme tyttöporukalla portaissa. Meillä oli kiire diskoon. En huomannut yhtä porrasta. Kaaduin ja yritin juosta uudelleen. Onnistuin vasta kolmannella yrityksellä. Mietin tilannetta hetken. Sitten jatkoin matkaa ja asia unohtui.

Osa oli varmaan ollut viitteitä sairaudestani, ehkei kuitenkaan kaikki. Saadessani diagnoosin ne eivät tulleet mieleeni. Lääkitysten saamiseksi, jouduin miettimään kunnossani tapahtuneita muutoksia. Muistin pari asiaa. Suurin osa on tullut mieleeni vasta kirjoittaessani tätä.

II Uusi arki

6. Kotiin uusilla jaloilla

Tähän kaupunkiin olin tullut opiskelujen jälkeen. Kävelin kaupunkia ristiin rastiin yli kymmenen vuotta – terveenä ja hyväjalkaisena. Välillä pyöräilin ja juoksinkin, mutta kävely oli minun juttuni. Useimmiten kävelin yksin, joskus mukaan tuli muitakin. Töihin menin usein kävellen. Toisinaan otin vapaapäivänkin katsoakseni arkisin kaupunkia. Talvisinkin kävelin. Lumimyräkkäkään ei estänyt minua. Ylitin kertyneet lumikasat helposti. Joskus julkinen liikenne hyytyi. Minä pystyin luottamaan jalkoihini säässä kuin säässä. Katselin luontoa ja rakennuksia. Erästä siniharmaata taloa menin useamman kerran katsomaan. Muistoja on kertynyt paljon.

Palasin sairaaloista hämmentyneenä. Vaikka jalkani toimivat jo paremmin, ne eivät olleet entiset. Toinen jalka oli toista heikompi, ja laahasin sitä. Kävelin hitaammin kuin ennen, enkä pystynyt samoihin reitteihin kuin ennen, en sinnepäinkään. Mukaan olivat tulleet myös tasapainohäiriöt. Tiesin, etten enää pystyisi pyöräilemään tai hiihtämään. Minun ei tarvinnut edes kokeilla niitä. Jalkani olivat muuttuneet oudoiksi ja olin tosi herkillä liikkuessani ulkona. Sain kaksi kuukautta sairauslomaa. Sinä aikana kävin allergiatesteissä ja totuttelin uusiin jalkoihin.

Menin ystäväni kanssa tuttua reittiä hänen kotiinsa. Matkaa oli reilut kilometri. Aikaisemmin matka oli ollut minulle tosi lyhyt. En ottanut huomioon, ettei niin ehkä enää ollut. Jalkani väsyivät kesken kävelyn. En pystynyt kuuntelemaan ystäväni puheita tai puhumaan itse. Keskityin vain askeleisiini. Lopulta olimme perillä. En kertonut hänelle missään vaiheessa jaloistani. Päätin mennä hänen luokseen jatkossa bussilla.

Kerran taas jäin bussista pysäkkiä liian aikaisin pois. Aikaisemmin se ei ollut mikään ongelma. Olin vain odotellut seuraavaa bussia tai kävellyt seuraavalle pysäkille. Nyt se oli ongelma. Seuraavan bussin tuloon oli reilusti aikaa, eikä siellä ollut penkkiä, jolla olisin voinut istua. Olin kauhuissani ja mietin, mitä tekisin. Päätin kävellä seuraavalle pysäkille. Uuvuin kesken matkan. Olin tilanteessa, etten tiennyt, pääsenkö perille vai mitä oikein tapahtuisi. Etsin katseellani paikkaa, missä voisin istua. Alkuun silmiini ei osunut mitään paikkaa. Sitten näin kapeat, betoniset portaat. Aloin hitaasti kävellä niitä kohti. Keskityin askeleisiini ja mutisin hiljaa: pääsen perille, pääsen perille. Vihdoin olin perillä. Istahdin vaivalloisesti. Olin tosi väsynyt. Siinä oli vaikea istua. Herätin huomiota ohikulkevissa autoilijoissa. Päätin nousta ylös, jatkaa matkaa. Matka tuntui tosi pitkältä, vaikka pysäkin pystyi näkemään! Kokemus ei koskaan unohdu. Kun menen auton kyydissä paikan ohitse, tilanne tulee mieleeni.

7. Kurssitusta

Sairausloma loppui ja palasin töihin. Olin esimies. Kirjoitin työntekijöille sairaudestani. Laitoin siihen jotain yleistä MS-taudista. Yritin kirjoittaa asiallisesti, ilman tunteita. Tietooni ei ole tullut, mitä viestistäni ajateltiin tai millaisia tunteita se herätti. En muista, puhuinko jonkun kanssa sairaudestani vai en.

Osallistuin parin kuukauden kuluttua sairaanhoitopiirin järjestämälle ensitietokurssille. Muistiini ei ole jäänyt se, kuinka kauan se kesti. Joitain luentoja siinä oli. Kotona käytiin nukkumassa, jos se kesti useamman päivän. Neurologi on jäänyt mieleeni. Hän heijasti seinälle kalvoja, joissa kerrottiin kamalia asioita sairaudesta. Sairaalassa kerrottiin vain diagnoosi, mutta nyt se avattiin kokonaisuudessaan. Se oli kovaa kuultavaa. Kurkkuuni nousi pala ja minua itketti. Tuntui kuin sisälläni olisi ollut valtameri, joka olisi vienyt mennessään, jos olisin uskaltanut itkeä. Katsoin vain pöydän pintaa. En tiedä, miltä muut kuulijat näyttivät. Kukaan heistä ei ole jäänyt mieleeni, enkä muista heidän lukumääräänsä. Muistan vain pöydän ääressä istuneet tummat hahmot.

Jollain luennolla puhuttiin koherenssista. En enää muista, miten termi selitettiin, mutta jokin siinä kosketti. Taas itketti. Muistiini on jäänyt vain pöydän pinta ja huoneen valaistus. Pöydällä oli joitain punasävyisiä liinoja. Luento pidettiin nyt eri paikassa. Kuuntelin luennon loppuun ja menin kotiin. En muista puhuneeni luennoilla tai kotonani. Tunteet pysyivät sisälläni.

Puolen vuoden päästä koitti aika neurologille. Kysyin neurologilta toiveikkaana, vieläkö kesäinen kortisoniannos tehoaisi. Hän katsoi minua pitkään ja sanoi sitten, ettei se enää vaikuttaisi. Odotin toisenlaista vastausta, mutta en saanut sellaista. Jalkani pysyisivät ennallaan. Jos minulta olisi silloin kysytty, mikä vanhemmuudessa on tärkeää, olisin kertonut toimivista jaloista.

8. Kummallisuuksia ihmissuhteissa

Ihmissuhteeni yllättivät minut uudessa tilanteessa.

Ihminen, jota olin pitänyt niin sanottuna vahvana lenkkinä, ei sitä uudessa tilanteessa enää ollut. Apua saattoikin yllättävästi tarjota se, joka ei ollut kovin läheinen. Kertoessani diagnoosista eräälle puolitutulle hän kommentoi kauniisti: "Kun sinä olet niin kovasti tykännyt kävelemisestä!" Olin yllättynyt enkä ollut pitänyt häntä kovin empaattisena. Vieläkin muistan paikan, missä hän sanoi niin.

Yllätyksiä tuli eteen myös lapseni suhteen. Sain tukea ja kannustusta äitiyteeni sieltä, mistä en odottanut. Ohitinkin tarjottua tukea. Sieltä, mistä odotin automaattisesti tulevan tukea, sitä ei tullut. Toivoin, että verkostoni olisi huomioinut enemmän lastani. Joskus jopa rukoilin mielessäni, että lapselleni olisi luettu satuja, vietetty hänen kanssaan aikaa tai tarjottu minulle hoitoapua, mutta niin ei käynyt. Kysyinkin kerran, mutta siitä kieltäydyttiin.

Minulle annettiin monenlaisia neuvoja. Ristiriitaisimmilta tuntuivat ne, jotka olivat etäällä arvoistani. Yhdestä neuvosta tulin aidosti vihaiseksi. Minua kehotettiin jäämään työkyvyttömyyseläkkeelle. Aloin huutaa. Siinä vaiheessa olin vielä kokoaikatyössä enkä tarvinnut edes kävelykeppiä. Olin nukkunut huonosti edellisen yön ja luulin saavani olla väsyneen näköinen, kuin kuka tahansa yönsä huonosti nukkunut saattoi olla. Eläkkeelle jääminen ei ollut tullut mieleenikään. Olin menettänyt terveet jalkani ja saanut diagnoosin. Siinä vaiheessa en ollut luopunut ammatillisista haaveistani tai työelämässä pysymisestä. Sama ihminenkin vielä olin.

Mietin ihmisten toimintaa ohjaavia arvoja. Mietin myös sitä, miksi ihmiset ovat toistensa kanssa tekemisissä. Mietin ihmissuhteiden pyyteettömyyttä ja tavoitin itsestänikin jotain, mihin olin pyrkinyt jossain ihmissuhteessa. Huomasin, että ihmissuhteeni olivat aikuiskeskeisiä. Niin oli varmaan aina ollut, mutta se tuli näkyville uudessa tilanteessa. Ihmissuhteeni jakaantuivat eri paikkakunnille. Lähellä asuivat ne, jotka olin tuntenut joitakin vuosia, ja kaukana asuivat ne, jotka olivat tunteneet minut pitkään.

Elin pienen verkoston keskellä. Olin harrastanut monenlaista, mutta niistä ei ollut jäänyt elämääni ihmisiä. Oivalsin myös ihmisten erilaisuuden. Jonkun kanssa puhuttiin tai tehtiin eri asioita kuin taas jonkun toisen kanssa. Sain hiljaiseksi sellaisen, jonka kanssa olin aiemmin puhunut ruokaresepteistä ja nyt yritin puhua arjen vaikeuksista.

Lähistöllämme asui runsaasti vanhempia naisia. Sairastumiseni myötä he alkoivat jutella kanssani. He olivat huomaavaisia ja kysyivät kuulumisia. He myös kannustivat. Asuin alueella, jossa oli liikuntavammaisen äidin hyvä asua. Lapseni olisi ehkä valinnut toisin, jos häneltä olisi pystynyt kysymään. Hän olisi varmaan toivonut aluetta, jossa olisi ollut enemmän lapsia.

9. Vaippahousuinen kiusoittelee

Asuimme isojen kallioiden ja jyrkkien mäkien vieressä. En pystynyt juoksemaan poikani perässä enkä ottamaan häntä kiinni vaaratilanteissa. Jo vaippahousuisena hän kiipeili kallioille, ja minä jäin kauas tasaiselle maalle. Kävellessämme hän tutki kivet ja kolot. Kotiin hän kantoi ison määrän keppejä.

Olisin halunnut antaa pojalleni huolettoman ja iloisen lapsuuden. Ei se mennyt usein niin. Karjuin pojalleni metsissä ja kallioilla. Olisin ollut parempi äiti paikallaan pysyvälle lapselle. Tunsin itseni monesti huonoksi äidiksi, varsinaiseksi mätämunaksi. Kotiin tuli jokin lehti, josta luin: "Viisautta ja rakkautta riittävästi. Väsymys jyrää molemmat." Leikkasin jutun talteen ja kiinnitin teipillä vaatehuoneen oveen. Samassa ovessa oli ohjeita itselleni. Yritin muistaa noudattaa niitä eri tilanteissa.

Jo vaippaikäisenä poikani kiusoitteli ja testasi minua. En tiennyt, miten olisin silloin pitänyt kiinni auktoriteetista; olisinko voinut nauraa vai pitää vakavana kiinni rajoista? Mieleeni ei tullut, että olisin voinut konsultoida asiassa jotakuta ammattilaista. Tein parhaani ja ajattelin sen riittävän.

Laskin mäkeä poikani kanssa. Kierin alhaalla pulkasta maahan ja yritin päästä ylös. Jalat pysyivät tikkusuorina. Jotenkin pääsin ylös. Välillä tipahdin kelkasta kaarteessa ja olisin tarvinnut taas muiden apua. Poikani nauroi ja innostui kaarteesta, jossa sai äidin tipahtamaan kyydistä.

Ajattelin lukea pojalleni iltasatuja. Istahdin pehmeälle istuintyynylle huonosti. Kierähdin lattialle. Nousin työläästi ylös satukirja sylissäni. Poikani näytti siltä, ettei tiennyt, saiko tilanteessa nauraa. Ehkei saanutkaan. Minua otti aidosti päähän. Teki mieli huutaa ja kirota elämän raskautta. Tunsin noloutta poikani edessä. Ajattelin, että hyvä äiti olisi toiminut jotenkin toisin. Toivottavasti nauroimme lopulta.

Neuvolakäynnit olivat raskaita. En jaksanut tehdä asioita, joita neuvolassa tai sieltä annetuissa oppaissa suositeltiin. Minua ahdistivat myös erilaiset lapsen kehityksen viitearvot. Olisin tarvinnut tarkempaa tietoa, kuinka lapset jakaantuivat ryhmien sisällä. Neuvolassa ja oppaissa esitettiin paljon numeroita, esimerkiksi milloin lapsi kannattelee niskaansa, milloin hän alkaa kävellä tai milloin taas oppii yökuivaksi. Poikani ei tainnut koskaan sijoittua keskiarvoille tai lähellekään niitä. Tunsin syyllisyyttä. Aivan kuin keskiarvolle sijoittuminen olisi ollut minusta kiinni.

Yritin kertoa eräälle vanhemmalle tutulleni neuvolakäyntien raskaudesta. Hän totesi, että minun pitäisi käyttää maalaisjärkeä. En saanut kerrotuksi hänelle, etten tiedä, mitä se on. Nettikeskustelut ottivat vasta ensiaskeleitaan, eikä minulla ollut paikkaa, missä olisin voinut purkaa äitiyttä. Lähipiirissäni oli muutama lapsi. Ne sijoittuivat keskiarvoille tai alittivat niitä hyvällä tavalla. Jos oli toisenlainen tilanne, siitä ei puhuttu.

10. Silmien avautumista

Liikkuessani ulkona aloin katsoa ihmisiä, jotka liikkuivat jotenkin eri tavalla. Se tapahtui automaattisesti. Näin, etteivät jonkun jalat toimineet symmetrisesti tai että jollakulla lonkka tuli voimakkaasti esille. Joku taas joutui kovasti tekemään töitä päästäkseen eteenpäin. Sankareita alkoi näkyä muuallakin kuin elokuvissa.

Puuttuvat kaiteet herättivät huomioni. Niitä oli sekä maalla että kaupungeissa. Kerrostalossa saattoi olla hissi, mutta päästäkseen siihen joutui kävelemään muutaman portaan eikä kaidetta ollut. Maalaistaloon taas pääsi sisälle, kun oli ensin kulkenut pari porrasta ilman kaidetta. Uusissa tai vasta remontoiduissa taloissa olivat jo kaiteet. Niiden eteen oli kuitenkin saatettu laittaa roskapönttöjä tai muuta tavaraa eikä niitä pystynyt käyttämään. Toisinaan mietin vammaisten asemaa eri aikoina ja välillä taas puuskahdin: "Terveet suunnitelleet terveille!"

Monissa paikoin liikuntavammaisuutta oli jo huomioitu. Se oli usein nähty vain pyörätuolin käyttönä. Portaiden eteen oli laitettu ramppi, mutta siitä puuttui kaide. En pystynyt sitä käyttämään tasapainohäiriöideni vuoksi. Jopa liikuntavammaisille järjestetyssä tilaisuudessa törmäsin sellaiseen. Parin portaan vuoksi jouduin pyytämään apua. En olisi halunnut pyytää apua, vaan olisin halunnut toimia itsenäisesti.

Kauppojen erot tulivat vastaan. Joissakin oli istumapaikkoja ulko-ovien läheisyydessä. Vanhukset ja liikuntavammaiset pystyivät siellä odottamaan kyytiään ostosten kanssa. Kirosin syvästi kauppoja, joissa istumisen mahdollisuutta ei ollut. Lähikauppanikin oli sellainen. Tai olihan siellä penkki, mutta se oli sijoitettu etäälle ulko-ovesta. Vinossakin se oli. Aivan kuin se olisi siirretty vain jonkin edestä pois. Otin yhteyttä kauppaan kaksi tai kolme kertaa. Luovutin, koska en saanut penkin sijoitteluun muutosta. Eräässä kaupassa oli paikkoja istumiseen jopa lasten leluosastolla! Oli varmaan ajateltu lahjoja ostavia isovanhempia, mutta kyllä istumapaikasta ilostui yksi pienen lapsen äitikin!

Mennessäni työhön käytin bussia ja metroa. Liikkuessani metrolla mieleeni tulivat koulun fysiikan tunnit. Siellä oli puhuttu massan liikkeistä. Massa liikkuu eteenpäin, vaikka kulkuneuvo pysähtyy, ja jää taas paikalleen kulkuneuvon lähtiessä liikkeelle. Minäkin olin massaa ja minun oli pidettävä kaiteista tiukemmin kiinni. Vanhoissa metroissa ovet aukesivat ennen pysähdystä. Olin mennyt terveenä ulos muiden matkustajien kanssa, mutta tasapainohäiriöiden kanssa en pystynyt enää niin tekemään. Menin ulos vasta, kun metro pysähtyi kokonaan.

Terveenä minun ei ollut tarvinnut miettiä sitäkään, miten invapaikat oli siellä valittu. Kerran olin istahtaa erään miehen syliin. Päätin jättää niiden käytön. Jos minulta olisi kysytty niiden sijoittelusta, olisin huomioinut myös tasapainohäiriöt ja sijoittanut paikat kaiteiden viereen. Aloin käyttää ovien läheisyydessä olevia paikkoja. Jos niitä ei ollut vapaana, seisoin ja pidin kaiteesta kiinni.

Huomasin bussinkuljettajien ajotyyleissä olevan eroja. Toinen ajoi rauhallisesti ja kaartoi lempeästi mutkissa. Toisen kyydissä taas oli pidettävä penkistä kiinni. Aloin ymmärtää, että paikallaan pysymisessä tarvittiin keskivartalolihaksia. Näin myös kuljettajia, jotka lähtivät liikkeelle ennen kuin matkustajat olivat ehtineet istumaan. Terveiden matkustajien kanssa ei ollut ongelmia, mutta vanhukset tai liikuntavammaiset olisivat halunneet varmaan istahtaa ennen liikkeellelähtöä. Liikkuvassa autossa he tekivät paljon töitä päästäkseen istumaan. Pari kertaa pelkäsin heidän kaatumistaan.

Kerran painoin bussissa niin sanottua hitaammin liikkuvien punaista stop-nappulaa. Kuljettaja totesi kuuluvasti: "Eihän täällä ole ketään lastenvaunujen kanssa!" Vastasin tyynesti: "Mutta täällä on yksi vammainen."

III Elämä jatkuu

11. Kotiperiaatteita

Arvostin hyvänmakuista, itse tehtyä ruokaa. Sinkkuna olin nauttinut ruuanlaitosta ja käytin siihen paljon aikaa. Perheenäitinä siitä tuli tylsää ja raskasta. En osannut laittaa yksinkertaista ja nopeaa ruokaa. Poikani oli myös tarkka, mitä hänelle tarjottiin. Hän ei pitänyt valmisruuista. Usein en tiennyt, mitä tarjoaisin pojalleni. Seurasin tuttavapiirini lasten syömistä. He söivät hyvin. Näin pari painajaistakin suuhun menevästä ruuasta, jota leuat rouskuttivat.

Yritin pitää kiinni hauskasta lapsiperhe-elämästä. Leivoin porkkanasämpylöitä. Joskus tein pähkinäisiä pikkuleipiä. Vuosittaisista syntymäpäiväkakuista pidin myös huolen. Ajatukseni oli ollut hyvä niiden taustalla. Leipomisen aloitin aamuvarhaisella muun perheen vielä nukkuessa. Lapsille kerroin, että ne olivat Aamuseitsemän-kakkuja. Lisäsin tunnelmaa kertomalla sen olevan vielä Kolmen sokerin herkkua. Kermakuorrutteeseen olin lisännyt kaapista löytyneitä talous-, tomu- ja ruokosokeria. Kesäisin meillä tarjottiin jotain muutakin Kolmen sokerin herkkua. Talous- ja wc-papereista tuli välillä taikaservettejä. Vain taikuus sai ne näyttämään tavalliselta paperilta.

Leivoin usein vapaa-aikoina. Joskus tein sämpylöitä, joskus jotakin muuta. Leipoessani tunsin tyytyväisyyttä ja olin iloinen.

12. Askeleiden laskemista

Aloin laskea askeleitani. Arvioin matkat niiden näkökulmasta. Huomioin myös sen, pystyinkö istumaan matkalla. Kotikaupunkini alkoi muuttua suurkaupungiksi, jossa tututkin paikat alkoivat unohtua. Ruokareseptitkin arvioin askelten näkökulmasta. Säilytin vain sellaiset, joihin tarvittiin vähän liikkumista, muut päätyivät roskikseen. Neuvolasta saaduissa oppaissa suositeltiin leipomista lasten kanssa. Itsekin ajattelin niin. Valitsin helpon ohjeen, kääretortun. Valmistauduin siihen jo edellisenä iltana. Laitoin esille välineet ja sekoitin kuivat aineet valmiiksi. Silti askeleita tuli leipoessa liikaa. Liikuin pienessä keittiössä viimeisillä voimilla. Poikani katsellessa minua, tunsin itseni surkimukseksi. Menetin itsekunnioituksenkin. En muista karjuinko silloin. Neuvolassa ei varmaan ollut tarkoitettu sen menevän näin.

Ystäväni halusi tulla laittamaan ruokaa. Olin tosi iloinen hänen ehdotuksestaan. Hän oli kuitenkin valinnut jaloilleni liian monimutkaisen ohjeen. Jouduin hakemaan laatikoista monta kertaa erilaisia ruuanlaittovälineitä. Sitten, kun ruoka oli valmista, pöytään kävi vakava ja uupunut äiti. Kiittämiseen ei voimani enää riittäneet. Toista kertaa ystäväni ei tarjoutunut laittamaan ruokaa.

Minulle annettiin lahjaksi askelmittari. Se laski oikein askeleeni vain kiinnittämällä sen housujen taakse. Käydessäni vessassa se tipahti wc-pönttöön. Terveenä olisi mittari ollut ihmeissään askeleistani, mutta nyt niiden määrä oli vähäinen. Vedin pöntön iloisena. Vesilaitos sai yhden tarpeettoman tavaran lisää.

Aloin käyttämään bussia jo lyhyillä matkoilla. Pelkästään meno pysäkille saattoi viedä voimani. Suunnittelin menoni siten, että minulla oli mahdollisuus istahtaa ennen auton tuloa.

Jalkani aiheuttivat monenlaisia tilanteita. Välillä nauroimme poikani kanssa. Joskus poikani katsoi ihmeissään nauramistani. Oli sellaisiakin tilanteita, joissa olisi voinut itkeä. En kuitenkaan sallinut sitä itselleni. En enää pystynyt luottamaan jalkoihini; aikaisemmin parhaaseen puoleeni itsessäni.

13. Ensi askeleita selviytymiseen

Diagnoosista seuraavana keväänä tapasin pitkäaikaisen ystäväni. Lähettyvillä oli Anna Erikssonin konsertti. Menimme sinne. En ollut kertaakaan tanssinut sairastumisen jälkeen enkä tiennyt, miten jalkani toimisivat. Muistiini ei ole jäänyt, meninkö tanssilattialle yksin vai jonkun toisen kanssa. Kokeilin liikkeilläni seurata musiikkia. Se onnistui! Muistan vieläkin, miten liikutin jalkojani. Se oli herkkää yksinkokeilua.

Kerran taas yllätyin itsestäni. Olin ostanut itselleni aikaisemmin kauniit, valkoiset korkokantakengät. Olin laittanut ne vaatehuoneen hyllylle. Ne suorastaan pullistelivat siellä. Edes oven sulkeminen ei vienyt niitä silmistäni. Sitten en enää kestänyt. Menin ulos ja tiputin ne jäteastiaan. Mieleeni ei tullut kierrättäminen, varastoon vieminen tai lahjaksi antaminen. Eroon oli vain päästävä! Oloni helpottui heti sulkiessani metallisen kannen. Joskus olen mielessäni nähnyt kengät jätekasan päällä kaatopaikalla, mutta tekoani en ole koskaan surrut.

En ehtinyt katsomaan televisiota. Kerran näin lehtijutun, jossa kerrottiin jääkaapin oveen kiinnitetystä TV:stä. Kerran taas törmäsin vaihtoehtoon, jossa TV:n kuva heijastettiin peilin kautta toiseen huoneeseen. Ne saivat minut unelmoimaan. Yhdistäisin television katselun kotitöihin keittiössä. Unelmiksi ne ovat jääneet, samoin kuin pieni TV:kin keittiön seinällä.

Iäkäs naapurini ja hänen pyöreä pöytänsä tulivat usein mieleeni. Hän oli tarjonnut kahvia koristeellisista, ohuista kupeista. Pöydässä oli pitsinen liina. Olimme jutelleet niitä näitä kahvinjuonnin lomassa. Hän muistutti lempeää isoäitiäni, joka oli kuollut useita vuosia aikaisemmin. Naapurin kodista tuli mieleeni paikka, jonne voisin mennä kertomaan itseäni vaivaavista asioista. En tiedä, vaivasiko mieltäni edes jokin, mutta minulla olisi ollut paikka, johon olisin tarvittaessa voinut mennä.

Vein poikamme pimeänä talviaamuna uuteen varahoitopaikkaan. Olin pukeutunut tummiin vaatteisiin ja liikuin jo kepin kanssa. Eräs tytöistä kiljaisi hoitopaikan eteisessä: "Noita-akka tulee!" Koko tyttöjoukko juoksi karkuun. Minua nauratti, mutta pojallemme en tullut sanoneeksi mitään.

14. Vakavaa unelmien toteuttamista

Pari kuukautta ennen sairastumistani vuonna 2002 hankimme uuden kodin. Meille ei tullut mieleenkään, että jompikumpi meistä sairastuisi. Kahden kuukauden päästä minulla oli diagnoosi. Emme olleet kiinnittäneet asuntoa hankkiessamme huomiota paljoakaan sen kuntoon. Katsoimme, että voisimme tehdä remonttia. Hissi ei ollut myöskään meille tärkeä. Olimme naiiveja, mutta sitä emme tienneet. Tärkeintä meille oli asunto samalta alueelta. Lastakaan emme pitäneet esteenä asunnon kunnostamiselle. Päätimme odottaa taloyhtiön putkiremonttia ja yhdistäisimme siihen omat työt. Odottamiseen kului kaksi vuotta.

Taloyhtiön remontti alkoi vuonna 2004. Kuuluimme niin sanottuun ykköslinjaan ja aikataulut olivat tiukat. Meillä oli viisi viikkoa aikaa valmistautua. Siinä ajassa piti käydä kaupoissa ja pyytää suunnitelmat. Oma valmistautumisemme oli kaikin tavoin jäänyt puheen tasolle. Onneksemme putkiremontti ajoittui kuitenkin kesään ja pystyimme asumaan kodissamme. Pihalle tuli kontti, jossa oli wc ja suihku. Astiat saimme pestyä muualla. Välillä matkustelimme.

Uudistimme koko keittiön ja kylpyhuoneen. Huomioimme keittiöremontissa sairastumistani. Katsoimme, että pyörätuolin käyttäjä pystyisi liikkumaan keittiössä. Emme kuitenkaan ottaneet huomioon sitä, ettei talossa ollut hissiä eikä pyörätuolin käyttäjä olisi pystynyt käyttämään kylpyhuonetta.

Päätimme uusia poikamme verhot. Kävin monessa liikkeessä. Valitsin kankaan, joka näytti kaupassa hienolta. Valmiit verhot olivat kamalat pohjoiseen suuntautuvassa ikkunassa. Lähdin etsimään uusia verhokankaita. Kiertelemiseni oli uurastusta. Jalkani väsyivät ja olin muutenkin todella uupunut. Lopulta sopiva kangas löytyi ja huoneeseen saatiin uudet verhot.

Remontissa kaikki ei sujunut suunnitelmien mukaan. Joidenkin hankaluuksien ratkeamiseen meni vuosia, ja jotakin päätyi oikeuteen saakka. Luin sopimustekstejä pitkälle yöhön. Näin painajaisia laatoista. Niitä hankkiessani tipahdin syvään ojaan. Muistiini ei ole jäänyt, löytyivätkö laatat. Seuraavana päivänä ajattelin, että sairauteni on huolista pienimpiä. Stressini oli kova.

15. Kohteliaisuutta

Olin nähnyt vasta MS-tapaamisissa ihmisiä, jotka tarvitsivat apuvälineitä tai joilla oli näkyviä oireita. Tähänkö porukkaan kuuluisin? Halusin karata paikalta.

Fysioterapiassa minullekin alettiin tasapainohäiriöiden vuoksi suositella kävelykeppiä. Pelkkä ajatus, että minusta tulisi kepinkäyttäjä, oli kammottava. Lopulta päädyin ottamaan kepin, mutta laitoin sen vielä viikoiksi eteisen nurkkaan. Samaan paikkaan oli laitettu poikani keräämiä keppejä. Muutama kivikin siellä oli.

Viereiselle seinustalla oli asetettu pitkälle sateenvarjolle oma teline. Pidin sitä mukanani myös sateettomina päivinä. Pystyin tukeutumaan siihen huomaamattomasti.

Eräänä tiistaiaamuna nappasin kävelykepin mukaani mennessäni bussipysäkille. Muistan vieläkin, että se oli vuosi 2006. Fysioterapiassa oli harjoiteltu sen kanssa liikkumista. Keppi oikeaan käteen, sitten se painetaan maahan ja otetaan samalla askel vasemmalla jalalla... Vaikka osasin sen käytön, jännitin joka solullani. Ketään ei tullut vastaan. Sää on jäänyt mieleeni, samoin se, missä kuljin pyörätiellä. Vaahteran lehdet kaartuivat ylleni.

Kepin myötä ihmisiltä saatu kohteliaisuus lisääntyi huimasti. En pystynyt ennakoimaan sitä, keneltä sitä tuli ja missä tilanteissa. Sydämeni oli haljeta. Ihmiset keskustelivat usein kanssani. Joskus se oli niitä näitä. Joskus taas ihmiset kertoivat omasta tai lähipiirin sairastumisesta. Myös laitapuolen kulkijat saattoivat sanoa jotain kaunista. Kohteliaisuus ei ollut sidottu ikään eikä sukupuoleen. Eikä kansallisuuteen. Kerran meillä ei ollut edes yhteistä kieltä, mutta saimme vaihdetuksi ajatuksia. Lopuksi minulle annettiin vielä suklaakonvehtikin mukaani. Miehiä kutsuin herrasmiehiksi, mutta en tiennyt, kuinka olisin nimittänyt naisia. Kerran sanoin tavanneeni herrasmiesnaisen!

Kohteliaisuudesta tuli jossain vaiheessa itsestäänselvyys. Mennessäni kerran metroon joku avasi minulle ja vieressäni olleelle naapurille ulko-oven. En kiinnittänyt siihen enempää huomiota. Kiitin vain. Naapurini kuiskasi: "Huomasitko, mitä tapahtui?" Hän ihmetteli sitä, että meille avattiin ovi. Osoitin keppiä ja sanoin syyn olevan siinä.

Myös rattaissa istuvat lapset kiinnittivät huomiota minuun. He saattoivat katsoa todella pitkään. Mitä he oikein katsoivat? Poikkeavuuttako? Toisinaan juttelin vanhempien kanssa. Apuvälineet saattoivat olla lapsille tuttuja. Isovanhemman keppiä oli käytetty mailapeleissä tai vanhempi itse oli joutunut turvautumaan apuvälineeseen.

Olin pitänyt päästä varpaisiin -katseita negatiivisina, mutta jouduin muuttamaan käsitystäni. Varsinkin isommat tytöt katsoivat apuvälineen kanssa liikkumistani todella lämpimästi. Ehkä pienemmät lapset ihmettelivät minua ja keppiäni, mutta en nähnyt heidänkään katseessaan negatiivisuutta. Aikuiset ovat pari kertaa katsoneet minua todella arvostellen. Muistan katseet edelleen, samoin paikat, missä minua katsottiin. Ennen keppiä liikuin horjahdellen poikani kanssa. Sain ihmetteleviä ja joskus tuomitseviakin katseita. Ilmeisesti minun luultiin olevan humalassa. Kepin myötä ne katosivat.

Joskus päiväkodin lapset kysyivät, olinko lapseni äiti vai isoäiti. Keppini ja nuorena harmaantuneet hiukseni saivat lapset kummastelemaan paikkaani poikani elämässä. Usein vanhemmat nolostuivat lastensa kysymyksistä. Minua nauratti. Tunsin itseni tuoreeksi äidiksi, eikä minussa ollut piiruakaan isoäitiä!

IV Muutoksia

16. Ero tuli ja töitäkin oli vähennettävä

Minun ja puolisoni erilaisuus alkoi näkyä heti sairastumisen myötä. Erilaiset arvomme tulivat esille. Sairauteeni suhtauduimme eri tavoin. Minun mielestäni lääkkeet saivat olla esillä, puolisoni taas olisi piilottanut ne. Poikamme ei voinut saada niitä, sen verran korkealla ne olivat. Riitoja oli paljon. Riitelimme milloin mistäkin. Kävin puolisoni kanssa perheterapiassa, ja yritimme löytää yhteytemme uudelleen. Sitä ei löytynyt. Ero oli edessämme.

Puolisoni muutti pois vuonna 2004, poikamme ollessa kaksivuotias. Emme olleet täysin varmoja, millaiseen ratkaisuun lopulta päätyisimme. Jäin poikani kanssa vanhaan asuntoon. Vuosia kului asuessamme tässä asunnossa. Puolisoni oli lapsena asunut samassa kodissa ja minä taas muuttanut paljon. Ajattelimme, että lapsen olisi hyvä asua mahdollisimman kauan samassa paikassa. Enää en sillä tavoin ajattele. Puolisoni auttoi poikamme hoidossa, esimerkiksi hoitoon viemisissä. En muista, milloin teimme puolisoni kanssa lopullisen päätöksen erosta.

Eräs tuttavani kysyi kerran, kuinka uskallan erota vammaisena. Vastasin, että eroja tulee sekä terveille että vammaisille. En oikeasti ymmärtänyt koko kysymystä. Pidin eroa tappiona, mutta näin sen välttämättömyyden myös. Kerroin eräälle läheiselleni parisuhdehaaveistani. Hän meni hiljaiseksi eikä kommentoinut asiaa mitenkään. Hänen käytöksensä loukkasi minua. Jälkeenpäin olen miettinyt, mikä hänet sai hiljaiseksi. Sekö, ettei vammainen saanut haaveilla kumppanista, vai sekö, ettei hän tiennyt, mitä olisi sanonut?

Kerran mietin, veikö sairauteni mahdollisuuden kahden aikuisen väliseen rakkauteen. Minua itketti, teki todella kipeää. Sitten aloin puuhata muita juttuja enkä päästänyt asiaa enää ajatuksiini.

Kokoaikainen työ alkoi olla liikaa. Olin väsynyt ja toivoin tilanteeseen jotain muutosta. Päädyin kysymään ammattilaiselta. Hän perehtyi tilanteeseeni ja suositteli esimiestyöstä luopumista, mutta edelleen kokoaikaista työtä. Ajattelin, että osa-aikaisessa työssä pystyisin olemaan enemmän lapseni kanssa. Hain asiasta ennakkopäätöstä eläkeyhtiöstä. Sain myönteisen päätöksen. Työtä ei ollut kuitenkaan helppo löytää. Lopulta sellainen järjestyi työnantajani avustuksella.

Siirryin uuteen työhön loppuvuodesta 2004, reilut kaksi vuotta diagnoosin saamisesta. Työtehtävät olivat mielenkiintoisia, vaikka jouduin perehtymään paljon. Tehtäväni liittyivät lainsäädäntöön. Jo opiskeluaikana aihe oli kiinnostanut minua. Ilman sairauttani en olisi sellaiseen työhön osannut hakeutua. Työssäni pystyin hyödyntämään aikaisempia työkokemuksiani. Katsoin, että vuorovaikutustaitoni olivat parantuneet sairauden myötä.

Sopeutumisvalmennuskurssilla 2005 puhuttiin kognitiivisista vaikeuksista (esimerkiksi vaikeuksista muistaa tai hahmottaa). Ymmärrys näistä auttoi toisinaan myös työssäni. Kävelykeppikään ei ollut aina automaattinen osoitus jostakin vajeesta. Sen käyttö saattoi joskus kääntyä jopa karisman puolelle. Pidin työtäni lahjana elämältä!

Työpaikkani tuli uniini. Juoksin hyvin pitkällä käytävällä ja kaarsin mutkassa. Uni oli todella elävän tuntuinen. Kokeilin juoksemista seuraavana päivänä. Pystyisinkö sittenkin juoksemaan? Se ei onnistunut alkuunkaan. Meinasin kaatua. En saanut aikaan yhtäkään juoksuaskelta. Jatkoin kävelemistä kepin avustuksella.

Vasta vuosia jälkeenpäin huomasin, kuinka kiireinen tämä vuosi 2004 oli ollut. Olin eronnut, siirtynyt uuteen työhön sekä yrittänyt selvitä remonttihuolista. Vuoden 2005 alussa kävin vielä kolmeviikkoisen sopeutumisvalmennuskurssin. Yritin pitää samalla huolta myös pienestä pojastani.

17. Sähkömopo käyttöön

Sain käyttööni sähkömopon vähän yllättävästi. Minulla oli aika neurologille. Kerroin, että illalla joutuisin toisen kerran menemään päiväkotiin vanhempainillan vuoksi. Hakisin ensin poikani päiväkodista ja sitten pitäisi vielä illalla mennä vanhempainiltaan. Matkat olisivat minulle liikaa. En pystyisi mitenkään puolen kilometrin matkoihin neljää kertaa saman päivän aikana. Olin epätoivoinen ja ahdistunut. Lääkäri ohjasi minut sairaanhoitopiirin apuvälinearvioon.

Apuvälineyksikössä kerrottiin, että mopolle pitää järjestää kuiva ja lämmin paikka. Tarvittiin myös latauspiste, koska mopoa piti ladata jokaisen käytön jälkeen. Sitten minua testattiin mopon käyttäjänä radalla. Sain kokeiltavaksi kaksi mallia. Ajo meni hyvin. Valitsin mopoista vakaamman, vaikka harmittelin sen "kojelautaa". Toisessa mallissa oli selkeämpi näyttö latauksen määrälle. Väriksi valitsin säihkyvän punaisen.

Mopo tuotiin kotiin muutaman viikon päästä. Lähdin poikani kanssa ajamaan – hän ajoi pyörällään ja minä mopollani. Ajoimme pitkiä matkoja, mäkiä ylös ja alas. Menimme paikkoihin, joissa en ollut jaksanut kävellä. Olimme iloisia. Lopuksi ostimme jäätelöt ja menimme syömään puistoon, josta jo vaunuissa ollut poikani oli pitänyt. Lehtipuut kaartuivat yllemme, jossain kaukana näkyi sinistä taivasta.

Aina, kun lähdin mopolla liikkeelle, sisältäni purkautui nauru. Mopo lähti eteenpäin painaessani oikeanpuolimmaista kahvaa ja lähti taas taaksepäin painaessani vasemmanpuolimmaista. Vauhti piti säätää omasta nappulasta. Olihan vekotin! En muista, kauanko nauruvaiheeni kesti. Olisin tarvinnut tämän jo paljon aikaisemmin.

Moponi sai lasten huomion kasvamaan entisestään. Pari kertaa väistyin paikaltani ja annoin lapsen istahtaa paikalleni. Erään pienen pojan innostus oli valtaisaa. Hän istui katsoen vipuja ja säätimiä. Hän alkoi kokeilla niitä. Kiitin luojaani, että avain oli taskussani!

Mopoilu toi tuntumaa talvisin myös ralliautoiluun. Lumikasojen ylitse kannatti ajaa vauhdilla, muuten meno olisi pysähtynyt. Mopo liirasi sivuille. Välillä juutuin kiinni. Ihmiset tulivat auttamaan. Välillä minua vedettiin, välillä työnnettiin. Joskus tarvittiin kumpaakin. Olin nolona, mutta päätin unohtaa sen ja aloin puhua.

Minulta kyseltiin paljon mopon teknisistä ominaisuuksista, hankintapaikoista, hinnasta sekä huippunopeudesta. Kysymyksiä esittivät niin lapset kuin aikuiset. Alkuun perässäni juoksi jopa joukko ala-asteikäisiä poikiakin. Poikani oli ylpeä kulkuvälineestäni. Hän esitteli sitä kavereilleen vielä yläasteikäisenäkin. Mopo sai lempinimenkin: Batmobil. Huippunopeus tällä vehkeellä oli 10 kilometriä tunnissa! Vuosia myöhemmin katsoin mopon avainperää. Punaisella pohjalla luki valkoisin kirjaimin "Ticket to Heaven"!

18. Vanhat verhot uuteen asuntoon

Ajattelin, että saattaisin jossain vaiheessa tarvita hissiä. Sellainen asunto löytyi vuonna 2011 erään ystäväni kautta. Kymmenen ihmistä tuli auttamaan muutossa. Yksi siivosi vanhaa kotiamme, toinen auttoi tavaroiden kuljettamisessa, kolmas siivosi uutta kotiamme ja niin edelleen. Muuton päättyessä jäin yksin kotiini. Hakiessani jääkaapista syötävää huomasin, että sinne oli jätetty kuohuviinipullo! En tiennyt, kuka oli sen tehnyt. Kyyneleet tulivat silmiini.

Poikani vanhat verhot laitettiin hänen uuteen huoneeseensa. Ne olivat liian lyhyet ja kuviotkin olivat lapsenomaisia murrosikää lähestyvälle pojalle. Ajattelin, että uudet verhot hankittaisiin sitten, kun minulla olisi voimia, ja poikani tulisi mukaan. Asunto oli pieni, mutta hyväkuntoinen. Yhden ainoan tahran löysin seinältä, ja sen pystyi poistamaan kostealla liinalla. Tosin olin vuosien saatossa muuttunut niin, ettei asioilla ollut enää niin suurta väliä. Sanoin usein, että aika näyttää, mitä pitää muuttaa ja mikä voi jäädä paikalleen.

Kohtasin hissikohteliaisuuden. Moponi oli saanut paikan alakerrasta. Laitoin sitä lataukseen, kun naapurit menivät omaan kerrokseensa. He olivat "tilanneet" hissin minulle alakertaan valmiiksi. Minulle oli uutta, että sitä pystyi käyttämään noinkin.

Elämä jatkui uudessa asunnossa.

V Suru

19. Läikähtelevät tunteet

Diagnoosin jälkeen kohtasin tunteita. Ne saattoivat olla suuria mitättömän pienissä tilanteissa. Saatoin tulla surulliseksi tai olla jopa kateellinen, kun joku kertoi imuroineensa kotinsa tai kuuranneensa vessansa. Samoja tunteita heräsi usein silloinkin, kun joku MS-tuttu kertoi avuliaasta puolisosta. Kerran kuulin lounasjonossa, kuinka jonkun kotona siivottiin keittiön pöydät putipuhtaiksi ennen nukkumaan menoa. Kyllä rouhaisi! Meillä yöunille kävivät likaisten astioiden röykkiötkin.

Joskus tunteeni aiheuttivat häpeää. Saatoin olla kateellinen potilaskollegoilleni, jos joku oli pystynyt käyttämään jotain lääkettä sivuoireitta. Minä taas olin kärsinyt milloin mistäkin oireesta. Tunsin surua, kun näin jonkun vanhemman vievän kävellen lastaan hoitoon. Vaikka tiesin vaikeuteni, päätin yrittää samaa. Voimani menivät askeleisiini ja tein kovasti töitä, että selvisin matkasta.

Tunsin itseni yksinäiseksi sekä terveiden ihmisten että potilaskollegoideni joukossa. Kollegat saattoivat kertoa siitä, että he olivat pystyneet säilyttämään monia tekemisiään sairaudesta huolimatta. En pystynyt kertomaan, kuinka monesta asiasta olin itse luopunut. Kerran taas tulin vihaiseksi lukiessani perheille tarkoitettua kirjaa. Kirjoittaja näki lapsiperheiden elämän kovin idealistisena. Meinasin heittää kirjan nurkkaan.

Ihailin kaupoissa naisten kenkiä. Niissä oli korkeat korot tai hienot koristelut. Tunsin haikeutta. Olin joutunut valitsemaan kengikseni jo sairauden alkuvaiheessa matalat, vankkapohjaiset rumilukset. Kesällä katsoin usein, kuinka naiset kävelivät sandaaleissa, joissa ei ollut takana kiinnitystä. Saatoin seurata, miten he ottivat askeleen, miten jalka liikkui kengässä ja kenkä pysyi jalassa. En ihmettele, vaikka tuijotukseni olisi huomattu, niin intensiivistä se välillä oli.

Joskus mielessäni käväisi ajatus siitä, mitä tekisin, jos joutuisin pyörätuoliin. Päätin, että silloin kuuntelisin musiikkia hyvistä laitteista. Kappaleet soivat komeasti mielessäni!

20. Surkeutta äitinä

Surin usein äitiyttäni. Surkeus tavallaan asui minussa ja suureni aina, jos mielestäni toimin jotenkin huonosti. En muista, että olisin miettinyt sitä, miten ja kuinka paljon sairauteni vaikutti siihen.

Torkuin kerran poikani kanssa sängyllä. Sitten nukahdin. Heräsin poskien läpsyttelyyn. Aloin huutaa pienelle pojalleni. Huudossani varmaan purkautui pitkä-aikainen väsymykseni: "Enkö koskaan saa nukkua?" Hyvä äiti olisi varmaan sanonut: " Äiti on nyt tosi väsynyt ja tarvitsee pienen hetken lepoa." En pystynyt sellaiseen. Jälkeenpäin tunsin olevani surkea äiti. Niin olinkin.

Jalkani olisivat myös tarvinneet enemmän lepoa. Se ei ollut kuitenkaan usein mahdollista pienen lapsen perheessä. Muistan ainakin kerran rukoilleeni mielessäni, että jaksaisin kaiken sen kumartelun, jota jouduin sinä aamuna lapseni eteen tekemään. Kerran taas lähdin ostamaan pojalleni vaatteita. Vielä yhdet portaat ja sitten olisin perillä. Jaloistani loppuivat kuitenkin voimat näissä viimeisissä portaissa. Käännyin portaissa ja palasin kotiin. Tunsin itseni pitkään surulliseksi: "En saanut hankittua pojalleni edes vaatteita."

Vierailut toisissa lapsiperheissä saattoivat satuttaa. Toisten äitien kautta tuli näkyville se, mihin en itse enää kyennyt. Minulle näytettiin joulukuusen koristeita, joita äiti oli lapsensa kanssa tehnyt, tai kerrottiin, miten hän oli jaksanut selvittää erimerkkisiä hoitovälineitä tai pidellä kiukkuavaa lasta pitkään lempeässä otteessa. Olin hiljaa. En osannut keskeyttää tai lopettaa mielessäni vertailua.

Kukaan äideistä ei puhunut väsymyksestä. Kerran mainitsin jotain lapsen hoidon raskaudesta iäkkäämmälle äidille. Hän ihmetteli puheitani. Kerran puhuin levon tarpeestani. Tämä äiti totesi minun tavoittelevan äitiydessäni jotain suurta ja hienoa. Tarkoitin silloin vain tavallista jaksamista. Niin ainakin luulin.

Joskus selviytymistäni saatettiin epäillä. Silloin yritin jaksaa vain enemmän. Kerran epäilyistä kerrottiin vasta jälkeenpäin. Eräs puolituttu totesi katsoneensa minua ja pientä poikaani. "Tuosta ei taida tulla mitään!" hän oli tuuminut. Se oli ollut tilanne, jossa olin yrittänyt pysyä vaippaikäisen poikani perässä. En tiedä, olisinko loukkaantunut, jos pojalleni olisi aikoinaan sanottu: "Äitiä tulee odottaa!" Jälkeenpäin kerrottuna se ei tuntunut hyvältä. En osannut kysyä, jaksanko nyt paremmin. Olin vain syvästi loukkaantunut, vaikka yritin, ettei se näkyisi.

Sekään ei auttanut, jos minua lohdutettiin: "Parhaasi teit!" Ajattelin vain, että paremmin olisi pitänyt toimia.

Surkeus äitinä sai minut käyttämään rahaa ja ostamaan tarpeettomia leluja. Yritin peittää niillä huonommuuttani. Toisinaan taas selvittelin pontevasti poikani asioita. Ajattelin, että hyvät äidit toimisivat niin. Kerrankin tunsin olevani hyvä äiti.

21. Hetkittäistä surua

Ajattelin, että itku auttaisi jotain. Menin sängylle makaamaan ja yritin itkeä. En saanut aikaan yhtään kyyneltä. Raivosin itselleni: "Itke nyt ja saavu surun kautta sairauden hyväksymiseen!" Palasin keittiöön ja jatkoin kotitöitä.

Sitten jossittelinkin: "Jos olisin elänyt stressittömämmin ja tehnyt toisenlaisia valintoja elämässäni, olisinko ehkä välttynyt tältä sairaudelta?" Sitäkin jossittelin, olisiko elämäni ollut helpompaa, jos sairaus olisi alkuun ollut vain minun tiedossani. Oireeni eivät olisi näkyneet muille ja olisin tutustunut sairauteeni vain päässäni.

Kymmenen vuoden päästä sairastumisestani menin toiseen laitoskuntoutukseen. Huomasin, että aloin surra verkostoani. Ympärilläni oli kyllä ihmisiä, muttei ketään todella läheistä. Ymmärsin, mitä tarkoitettiin sanonnalla ihmisen ikävästä. Työtänikin tein hyvin yksin. Työpäiväni olivat alkuviikosta, ja kaikki työpaikan tapaamiset olivat usein loppuviikosta. Lähettyvillä ei asunut sukulaisia, eikä heissäkään ollut läheisiä. Olin kasvanut ja opiskellut toisaalla, eikä koulu- tai opiskelukavereita ollut samalla paikkakunnalla. Poikaani en ollut ajatellut sitouttaa itseeni. Mieleeni tulivat yksinäiset vanhuuden vuodet. Pelkäsin niitä. Ajattelin, ettei lähelleni tulisi myöskään toista ihmistä enää.

Suruni näkyi kuntoutuksessa kaikille ammattiryhmille. Jotain tuli kai kerrottua ravitsemusterapeutillekin. Neurologi oli kirjannut myöhemmin papereihini: Lohduton. Sen paremmin tunteitani ei olisi voinut kuvata. Silloin en vielä tiennyt, että elämä voi yllättää. Kohtasin miesystäväni. Vaikka kuntoni huonontui, tämä niin sanottu terve ihminen pysyi elämässäni. Edelleen hän on mukana kuvioissa. Olen myös saanut lisää ystäviä sekä diagnoosin saaneista että niin sanotuista terveistä.

22. Ruskeat kengät jäivät kaappiin

Kymmenen vuotta tein osa-aikaista työtäni. Töitä oli ollut aina paljon. Usein olin sen tilanteen edessä, kuinka työskentelisin vain työtuntieni verran. Tein urakalla töitäni. Olin nuoruudessani tehnyt urakkatyötä ja tiesin, millaista se oli. Työtehtävät olivat vain lisääntyneet parin viimeisen vuoden aikana. Olin epätoivoinen.

Siirryin muutamaksi kuukaudeksi työhöni täysiaikaiseksi. Palasin työskentelemään sovitusti osa-aikaista työviikkoa. Tiesin, etten voinut toimia toisin sairauteni vuoksi. Organisaatiomuutoksen myötä työmääräni lisääntyi entisestään. Esimieskin vaihtui. Aloin sairastella. Yritin kertoa työmäärästäni. Tulin aggressiiviseksi. Pääsin kokeilemaan toista työtä, mutta sille ei ollut jatkoa.

Jäin sairauslomalle. Päätin hakea kokoaikaeläkettä. En tiennyt, menisikö hakemus läpi. Se meni. Ilmoitin asiasta työpaikalle. Esimieheni oli jälleen vaihtunut. Kotiin tuli kirjallinen irtisanoutumislomakkeeni. Rastitin pari kohtaa, allekirjoitin ja lähetin lomakkeen takaisin. Lomake tuli takaisin allekirjoitettuna. Mitään muodollisuuksia ei järjestetty eikä kukaan ollut minuun yhteydessä. Eläkkeelle lähtijän lahjakin oli jäänyt antamatta. Vesilasi-ilmiö tuli kohdalleni. Kun sormen nostaa vedestä, jäljelle jää vain vesi eikä mikään muistuta sormesta. Ruskeat kenkäni jäivät kaappiin. En pystynyt hakemaan niitä.

Sairauslomalla sain tietää työvuosista annetusta ansiomerkistäni. Päätin, etten hae sitä. Miksi olisin mennyt hakemaan sitä? Tunsin, ettei tilanteessani ole mitään aihetta juhlaan. Minuun otettiin yhteyttä ja merkki tuotiin läheiseen kahvilaan. Ansiomerkin lisäksi minulle annettiin hieno kansioitu tekstikin. Hymyssä suin sanoin niiden antajalle: "Nyt sä varmaan pidät vielä puheenkin!"

23. Oikea itku

Viimeinen sairaslomapäivä ei tuntunut mitenkään erityiseltä. En edes muista, mitä tein sinä päivänä. Päivä meni siinä, missä muutkin. Seuraavana päivänä, ensimmäisenä kokoaikaeläkeläisenä, olin aamusta saakka jotenkin "pihalla". Liikuin jäykästi. Kasvotkin tuntuivat kivettyneen. "Mä oon nyt sit niinku eläkeläinen", tuumin. Toivoin, että joku ottaisi minut kainaloon.

Surin menneisyyttä, surin tulevaisuutta, surin vaikka mitä. Koin, että arvoni olivat muuttuneet liian hitaasti. Siivous olisi saanut jäädä vähemmälle. Tai se jäi, mutta huonoa omaatuntoa ei olisi tarvittu. Jotain valmisruokaakin olisin voinut välillä tarjota. Surin sitä, miltä pojastani tuntuisi, kun äiti ei ollut työelämässä. Sitäkin mietin, mitä pystyisin lapselleni tarjoamaan. Surin sitäkin, ettei poikani ollut nähnyt minua jaksavana ja nopeajalkaisena.

Kotikadullani yllättävän moni kulki nopeasti. Minä olin nyt hitaasti liikkuva vammainen. Tunsin sisälläni pistoja.

Ruokahaluni katosi. Minulta, joka olin pystynyt syömään ja napostelemaan koko ajan! Nyt ei maistunut enää mikään. Ruoasta oli tullut vatsantäytettä ja ravintoaineita. Pakotin itseni nielemään edes vähäsen.

Uutisia en pystynyt enää katsomaan. Poliitikkojen puheet satuttivat ja välillä saivat minut raivoamaan. Mietin, olisinko välttynyt sairaudelta, jos olisin liittynyt puolueeseen. Sellaiseen puolueeseen, joka korosti kaiken olevan itsestä kiinni? Jäsenkirjat eivät enää pelastaisi mitään.

Olin huomaavani eroja, miten suhtauduttiin vanhuus- ja työkyvyttömyyseläkeläisiin. Toiset olivat ansainneet eläkkeensä, ja toiset taas olivat yhteiskunnan elättejä.
Julkisuudessa puhuttiin työskentelystä vanhuuseläkkeellä. Osa läheisistänikin suunnitteli tekevänsä niin. Olin hiljaa kuunnellessani suunnitelmia. Jossain vaiheessa olivat vaalitkin. Kaksi kertaa palasin kopista tyhjän lapun kanssa. En tiennyt, kuka puhuisi minun puolestani. Kolmannella kerralla sain kirjoitetuksi numeron lappuun ja palautin sen. Joku sai ääneni, mutta en tiedä, kuka se oli.

Sisimpäni huusi lohdutusta. Toivoin sitä läheisiltäni. En saanut sitä. Eikö tarpeeni näkynyt, vai eikö sitä haluttu antaa minulle? Kerran eräs ystäväni sanoi minulle: "Sinä onnellinen pääset tästä hullusta työelämästä pois!" Oliko siinä lohdutusta? Se ei lohduttanut minua.

Häpesin työni päättymistä. Puhuin siitä kyyristellen.

24. Apuja

Työpaikkani tuli uniini. Monena aamuna heräsin tunteeseen, että olin käynyt siellä. Kerran tapasin pitkäaikaisen esimieheni. Puhuin hänen kanssaan. Sanoin, että oli ollut kurjaa jäädä töistä pois. Hän suhtautui puheeseeni lämpimästi ja ymmärtäväisesti. Sitten hän teki kauniin, oveen liittyvän eleen. Se tuntui hyvältä. En enää nähnyt unia työpaikastani.

Päätin mennä yhteen neurologiseen ryhmään. En ollut koskaan käynyt siinä, mutta siitä oli puhuttu hyviä asioita. Nimikin sillä oli hyvä. Ryhmässä kerroin, että olin jäänyt työstä pois. Sain osakseni sanallista ja sanatonta ymmärrystä; siitä selviäsi ja elämä jatkuisi.

Loppupalkallani päätin hankkia jotain, mikä tuntuisi hyvältä. Ostin elämäni hienoimman yöpaidan, reissulaukun, tuolin parvekkeelle ja uuden imurin. Sanoin niiden olevan loppuelämän tavaroita. Illalla puin yöpaidan päälleni. Luin jostain, että huuletkin voisi punata yöksi. Tein niin ja suihkautin vähän hajuvettäkin.

Kohtasin suruni keskellä vanhan työkaverin. Kerroin tilanteestani. En muista, mitä hän sanoi. Vuoden päästä hän tuli uudelleen vastaan. Hän kysyi, kuinka minulla nyt meni. Mietin, mitä minulle oli tapahtunut. Sitten muistin, että olin jäänyt vuosi aikaisemmin eläkkeelle. Kaksi vuotta meni siihen, että työpaikkani tuli hetkittäin mieleeni. Kolme vuotta siihen, ettei työpaikkani herättänyt enää tunteita. Neljä vuotta siihen, etten juuri enää muistanut työtäni. Ajan kulumisella oli ollut valtava merkitys!

VI Uusi alku

25. Tunteet tasoittuvat muutamaa poikkeusta lukuun ottamatta

Tunteeni hiljalleen tasoittuivat. Pystyin katsomaan asioita positiivisemmin sekä sain enemmän vaihtoehtoja, joista valitsisin toimintani. Suhtauduin kevyemmin eteen tulleisiin tilanteisiin. Ilmeisesti poikani oli huomannut jo vuosia aiemmin minussa tapahtuvan muutoksen. Kerran hän oli lähdössä kaverinsa kanssa juhliin. Muistutin hiusten kampaamisesta. Kuulin, kuinka hän selitti huoneessaan kaverilleen: "Mun mutsi on sellainen, että sen elämä on pelkkää partirokkia." Hän varmaan ajatteli elämäni olevan yhtä juhlaa. Minua nauratti. En ottanut hänen puheitaan todesta. Ajattelin niiden olleen vain sanoja ilman sen suurempaa merkitystä.

Jossain vaiheessa aloin ajatella, että niillä alkuvaiheen repivillä tunteilla saattoi olla jokin tarkoitus. Ehkä ne yrittivät herätellä minua uuteen tilanteeseen. En herännyt vielä silloin. Ahdistuin vain tunteistani ja surkeuteni lisääntyi entisestään. Nyt pääsen jo enemmän kiinni siitä, mitä tunteeni yrittävät kulloinkin viestittää.

Ajattelin, että tilanteeni jatkuisi nyt rauhallisemmin. Ei se niin mennyt. Kymmenen rauhallista vuotta ja sitten aloin saada useamman pahenemisvaiheen vuodessa! Aluksi olin vain hämmentynyt. En tiennyt, oliko minulla jokin pahenemisvaihe vai oliko sairaus muuttunut tasaisesti eteneväksi. Jalkani alkoivat heikentyä ja kävelyni huonontua. Jouduin useamman kerran sairaalaan. Kerran minut kotiutettiinkin ja vasta kotiin päästyäni pahenemisvaihe alkoi kunnolla kehittyä.

Ensimmäisellä kerralla pääsin helposti sairaalaan. Yöllä näin unen, jossa sairaalasänkyni oli reunustettu kiiltävällä, punaisella sametilla. Yksi sydänkin siinä taisi olla. Minut herätettiin verensokerin mittaukseen 5.30. Oloni oli edelleen taivaallinen. Jotain taisin kertoa herättäjillekin.

Aloin pelätä käyntejä laboratoriossa. Näin usein painajaista, joissa otetut verikokeet epäonnistuivat. Mennessäni laboratorioon olin jo valmiiksi pahalla tuulella. Kerran olin vessassa antamassa näytettä, kun joku koputti ovelle. Raivostuin ja huusin kovalla äänellä: "Tämä on varattu! Eikö se näy siitä, että lukko on punaisella!"

Kuntoni oli mennyt huonommaksi. Tarvitsin rollaattoria sisälläkin. Saatoin huutaa lähei-silleni, jos he miettivät ääneen kuntoni muuttumista. Olisin halunnut pohtia muuttunutta tilannettani ensin yksinäni. Olen saattanut huutaa myös tilanteissa, joissa olisin itse tiennyt, kuinka olisin toiminut terveenä. Tuntui, että läheiseni vain haahuilivat tilanteissa, joissa olisi pitänyt toimia nopeasti. Muistan vieläkin huutamiseni kahvilassa, jossa oli yksi vapaa paikka, ja olimme menettää sen.

En pysty enää lähtemään tuosta noin vaan. Pelkkä kenkien laittaminen vie aikaa. En halua, että minua tuijotetaan laittaessani niitä jalkaan. Avun tarjoaminen tuntuu hyvältä, mutta useimmiten haluan selvitä itse. Sidon kengännauhat kärsivällisesti sekä laitan ortoosin jalkaani.

26. Katse selviytymistaitoihin

Monenlaisille taidoille on ollut matkallani käyttöä. Alkuun yritin vain pärjätä. Luulin, myös, että pitäisi aina osallistua MS-tapahtumiin. Pienen lapsen äitinä en voinut kuiten-kaan mennä mukaan kuin kertaluontoisiin ohjelmiin. Osa on jäänyt mieleeni hauskoina tapaamisina ja osalle on ollut selkeästi tarvettakin. Joka viikko kokoontuvat ryhmät eivät tulleet edes mieleeni.

Olen mennyt mukaan kahdelle perheleirille ala-asteikäisen poikani kanssa. Oloni on ollut ristiriitainen. Toisaalta olen saanut ajateltavaa, toisaalta yksinhuoltajana kokonaisten perhei-den keskellä ei ole ollut helppoa olla. Yritin kuulua ryhmään ja tsemppasin itseäni . Lapset ovat voineet löytää kaverinsa, mutta me vanhemmat taisimme olla liian erilaisia. Ryhmissä kerroimme sairauksistamme, mutta ryhmien ulkopuolella meitä ei yhdistänyt mikään.

Viinille on ollut tarvetta. Lapseni nukuttamisen jälkeen olen tarvinnut pari lasillista, että olen jaksanut herätä uuteen päivään. Kesäisin taas olen kohottanut jaloilleni maljan: "Vie-läkin kävellään!"

Huumorillekin on ollut toisinaan tarvetta. Olen usein sanonut: "Jos haluaa itselleen sääret, kannattaa hankkia MS-tauti." Niin sanoin sekä miehille että naisille. Huomasin, että vahvat pohkeeni olivat kutistuneet langanlaihoiksi ja olin saanut sääret. Sellaisia minulla ei ollut koskaan aikaisemmin ollut. Aamukahveilla töissäni saatoin ajatella tyytyväisenä käyneeni matkallani kuntosalilla. Katsoin, että töihin tuloni oli vastannut kuntosalikäyntiä. Joskus olen mielestäni jaksanut tavallista enemmän, ja silloin olen laittanut kuvaannollisesti sulkia hattuuni.

Oli semmoisia tilanteita, joissa oli pakko uskoa omaan selviytymiseen. Toisinaan uskoa oli vähän liikaakin. Sinnikkyyttäkin on tarvittu. Lapseni perhehoitopaikkaan oli jyrkkä ylämäki. Keskityin mäessä jalkojeni nostoon: "Jaksan, selviän, jalka nousee!" Tein kovasti töitä, jotta jaksoin ylös. Sinnikäs saatoin olla muuallakin. Kerran olin ostanut joulukuusen lähikaupan edestä. Kävelin kotiin keppi toisessa kädessäni ja kuusi toisessa. Olin ajatellut, että kyllä yksi kuusi kotiin saataisiin. Olisin sen kotiin varmaan saanutkin, mutta onnekseni eräs naapuri kantoi sitä loppumatkan. Ala-asteella olevan poikani pyörä oli mennyt rikki. Ajattelin, että voisin sen kuljettaa kotiin moponi sivulla. Ei se onnistunut alkuunkaan! Tilanteen nähnyt mies toi pyörän kotiimme.

Aikamatkailustakin on ollut apua. Juttelin siitä erään naapurin kanssa. Hän yritti perustella, ettei se ole mahdollista. Hänen puheensa ei vaikuttanut minuun. Lähdin mielessäni usein matkalle. Näin pienen poikani eri tilanteissa. Alkuun en osannut sanoa hänelle mitään. Nähtyäni hänet usein samoissa paikoissa sanojakin alkoi löytyä.

Avukseni olen saanut tuttuja ja tuntemattomia ihmisiä vaikka missä tilanteissa. Alkuun minua on saattanut nolostuttaa. Sitten olen siirtänyt sen sivuun ja pystynyt ottamaan apua vastaan. Tanssilattiallakin minua on tuettu eri tavoin. Ennen kävelykeppiä tasapainoani vakautettiin pienillä sormenliikkeillä. Otettuani kepin käyttöön minua on edelleen tanssitettu. Välillä se on ollut rockia ja välillä taas hitaita. Kerran keppini laitettiin taskuun ja minusta pidettiin kiinni.

Myös elokuvista olen saanut uusia ajatuksia. Ottaessani kepin käyttöön katsoin kolme kertaa Audiardin elokuvan Luihin ja ytimiin. Onnettomuudessa vammautunut päähenkilö kuvasi hyvin apuvälineiden käyttöönottoa. Hän osasi kuvata hyvin myös kasvuaan uudessa tilanteessa. Elokuvan muitakin teemoja oli helppo ymmärtää. En tiedä, oliko tarvetta kaikelle sille väkivallalle.

Välillä olen nauranut muutokselleni. Ääneni muuttui paljon sairauden ja lääkityksen myötä. Tapasin erästä tuttavaani pitkästä aikaa, ja hän kuuli muuttunutta puhettani ensimmäistä kertaa. Hän totesi minun puhuvan robottimaisesti. Sitten hän sanoi hymyillen: "Sopisit hyvin Kelan puhelinpalveluun!"

Kipuni kuvaamisessa on ollut tarvetta kaikelle osaamiselle. Eikä sekään ole välillä auttanut. Pyysin miesystävääni mukaan, muttei sekään auttanut. Taksinkuljettaja totesi, että matkustajat yleensä huutavat kivusta mennessään sairaalaan, mutta "sinä huudat sairaalasta tullessakin". Apua löytyi vasta kipupoliklinikalta.

Kotona yksi nojatuoli on varattu minulle. Se on lempipaikkani. Välillä menen siihen vain lepäämään ja välillä taas otan siinä makoisat unet.

27. Unet mukaan

Näin voimakkaita unia kirjoittamiseni ollessa päivittäistä:

Olimme lähdössä ystäväni kanssa laivamatkalle. Olimme sopineet tapaavamme laivassa. Passini oli kadonnut. Menin sitä etsimään isoon taloon. Ensin etsin sitä alakerrasta. Aikaa kului. En löytänyt sitä. Päätin lähteä katsomaan yläkerrasta. Sinne piti mennä pitkää, kaartuvaa betonista portaikkoa pitkin. Eteeni tuli ovi, jonka avattuani näin pienen, keltaoranssin linnun. Vähän ajan kuluttua se lensi reidelleni. Lintu oli tosi kaunis. Ihailin sen kauneutta ja pyöreää muotoa.

Jatkoin matkaa ylöspäin. Edessäni oli jälleen ovi. Valkoinen, kuten edellinenkin oli ollut. Avattuani sen eteeni lensi iso, valkoinen papukaija. Pelästyin. Sillä oli niskassa pieni oranssi läiskä. Aikaa kului ennen kuin rohkenin silittää sitä.

Olin jälleen alakerrassa. Etsin vieläkin passiani. Nyt katsoin moniin ison kirjahyllyn laatikoista. Lopulta löysin sen. Löytymisellä ei ollut enää merkitystä. Olin myöhästynyt laivasta. Tiesin, että ystäväni oli vihainen. Ärähdin. Sitten tuumin itsekseni: "Sattuuhan näitä." En ottanut asiasta enempää paineita. Talossa oli paljon ihmisiä, joiden kanssa aloin jutella.

Toisessa unessani asuin isossa omakotitalossa, jossa oli paljon huoneita. Sisustussuunnittelija saapui luokseni. Hän neuvoi minua luopumaan liioista tavaroista sekä mustasta väristä. En asu omakotitalossa eikä minulla ole monta huonettakaan. Kodissani ei ole paljon mustaakaan. Sisustussuunnittelija ei ole myöskään käynyt luonani. Unessani purkit olivat täynnä katkenneita tai loppuun käytettyjä liituja. Luovuin niistä liiduista. Muuta en unestani muista.

Uniini tuli useamman kerran sama talo. Olin saanut asunnon vaaleanpunaisesta kivitalosta. Pidin siitä paljon. Yhdessä unessa näytin sitä tutuilleni. Asuntoon en ollut vielä muuttanut. Lähdin taloa myös yksin katsomaan. En löytänyt sitä. Kävelin hätääntyneenä pitkin katuja. Ihmettelin, kuinka olin voinut unohtaa paikan. Lopulta löysin taloni.

Menin taloon myös sisälle. Asunto oli pieni. Seinät hohtivat. Ne olivat valkoiset ja virheettö-mät. Aurinko paistoi sisälle. Menin ensin keittiöön. Muissakin huoneissa kävin, ja niissäkin oli valkoiset, virheettömät seinät. Kaikissa huoneissa oli vaalea lattia. Vain jääkaappi oli keittiössä, muuten huoneet olivat tyhjillään.

Kerran heräsin nuuskutteluun. Unessani oli ollut mukana tuoksu. Tuttavani oli ostanut pieniä, kuivattuja ruusunnuppuja. Väriltään ne olivat vaaleanpunaisia. Ne olivat todella kauniita. Hän kertoi laittavansa iltaisin niitä tyynyn sisään. Haistoin nuppuja. Ne tuok-suivat ihanalle! Päätin, että hankkisin myös itselleni niitä. Menin samaan kauppaan, josta tuttavani oli nuput ostanut. Jäljellä oli enää kaksi pussia. Ostin molemmat. Kauppias kertoi tilaavansa niitä lisää: "Nuppuja on aina saatavilla." Olin tullut kauppaan autollani. Peräkontissa oli kirkas muovinen vararengassäiliö. Siihen mahtui yksi rengas, joka oli pai-koillaan. Kaadoin nuput säiliöön. Ne solahtivat sisään ja ympäröivät kauniisti vararenkaan. Ihailin nuppuja. Muistin ne herätessäni. Nuput tulevat aina välillä mieleeni. Tuoksun olen jo unohtanut.

Yhdessä unessa taas toimin toisin kuin tapanani on. Olin konditoriassa. Monenlaisia lei-voksia oli laitettu hyllyille. Tapanani on valita usein samaa, mitä muutkin seurassani olevat valitsevat. Syön usein kiireisesti enkä maistele ruokaani. Unessani en toiminut niin. Ensiksi keskityin leivosten valintaan. Pyysin nähtäväkseni useita leivoksia isolle lautaselle. Monet näyttivät herkullisilta. Otin useita. Pöydässä aloin sitten maistella. Herätessäni muistin, mikä leivoksista oli maistunut parhaimmalta. Myynnissä oli ollut myös pieniä, ihmishah-moisia koristeita. Pyysin niitä itselleni. Niillä oli hinta, mutta en ole ihan varma, tarvitsiko minun maksaa mitään.

28. Katse poikaani

Ennen syntymääsi oli pakkaspäivä, lumihiutaleet kimmelsivät ilmassa. Toivoin, että syntyi-sit silloin. Et kuitenkaan vielä silloin syntynyt. En tiedä, millainen sää oli, kun tulit tähän maailmaan. Päiväni meni sinua synnyttäessäsi.

Kohta on kulunut seitsemäntoista vuotta siitä, kun sairastuin. Totesit kerran sairaudestani: "Se on ollut aina, ihan normi." Olet iso poika nyt. Täysi-ikäinen ja sinulla on viikset. Pituuskasvusi on ehkä päättynyt jo. Asut omillasi. Ensin muutit isäsi luokse ja sitten opiskelija-asuntoon. Olet nähnyt ja kokenut paljon, varmaan paljon enemmän kuin ymmärränkään. Olet nähnyt myös sen, kun vanhempasi erosivat. Vaikka yritimme säästää sinua riidoiltamme, varmaan vaistosit, ettei kaikki ollut kunnossa.

Pienenä sinulla oli kivuliaita vatsaoireita. Yritimme vanhempina helpottaa oireitasi, mutta mikään ei tuntunut auttavan. Siitä oli apua, kun otin sinut syliin ja tanssin kanssasi. Musiikkia olin etsinyt kauan. Olin jo luovuttamassa. Sitten laitoin vielä yhden levyn kuulumaan. Se ei ollut mitään lastenmusiikkia. En olisi koskaan uskonut, että pitäisit siitä. Laulajan ääni oli pehmeä, ja musiikki oli jotain rokahtavaa jazzia. Aina, kun kärsit kivuista, laitoin sen soimaan ja otin sinut syliini. Sitten aloimme tanssia.

Pidin sinulle päiväkirjaa. Kirjoitin siihen kaikenlaista, jotain myös ruokavaliostasi: mistä ruuasta tykkäsit ja mistä taas et. Puuroja et suostunut syömään lainkaan. Kokeilin varmaan kahtakymmentä erilaista, ennen kuin uskoin: "Tämä poika ei syö puuroja!" Neuvolan oppaat puuroa syövistä lapsista heitin roskiin.

Kerran meiltä katosi ensilusikka. Etsimme sitä eri paikoista, mutta emme löytäneet sitä. Kerran huomasin sinun laittaneen roskiin sinne kuulumatonta. Et ollut vielä oivaltanut, mitä sinne laitettiin. Tuumin mielessäni: "Nyt taidan tietää, minne oranssi ensilusikka on kadonnut."

Kerran taas laitoin likaisia vaatteita pesukoneeseen. Menin hakemaan jotain toisesta huoneesta ja poistuin hetkeksi koneen luota. Palattuani käynnistin sen. Koneesta alkoi kuulua kummallista kolinaa. Katsoin ikkunasta. Pyykkien joukossa pyöri ikkunalasta ja muuta siivousvälineistöä. Muutama luuttukin siellä oli!

Kerran taas menit yksin vessaan. Menin katsomaan viipymistäsi. Olit maalannut lavuaarin sisäpinnan kahdella erivärisellä huulipunalla; toinen puoli oli hentoa roosaa ja toinen puoli tummanpunaista. Työ oli tehty todella tarkasti, valkoista lavuaaria ei näkynyt!

Päätimme luopua tutistasi toisen kerran. Ensimmäisellä kerralla otimme sen vain pois. Itkit tunnista toiseen. Annoimme tuttisi takaisin. Nyt olimme puhuneet sinulle, että orava taitaa tarvita tuttejasi. Veimme kanssasi tutit pihan pieneen puuhun. Mennessämme katsomaan puuta uudelleen, tutit olivat kadonneet. Totesimme, että orava on tainnut jo tarvita niitä. Tyynylläsi oli lahjoja, joita orava oli varmaan tuonut sinulle!

Jo pienenä aloit juosta bussille. Huusit kuljettajalle: "Äiti tulee kyytiin." Kerran eräs kuljettaja peruutti ja haki meidät kyytiin! Hän kertoi huomanneensa vaikeuteni liikkua ja sen, kuinka olimme poikani kanssa myöhästyneet kyydistä. Toisinaan se oli ollut vain muutamasta metristä kiinni.

Lähistön pojat järjestivät kirpputorin kallioiden läheisyyteen. Juoksit sinne kolikko kädessäsi. Olin kävellyt vasta puoliväliin, kun tulit takaisin juosten. Näytit, mitä oli ostanut kolikollasi. Olin hämmästynyt enkä osannut sanoa mitään.

Pienenä laahasit jalkaasi, kuten minä omaani. Silloinkaan en tainnut sanoa mitään. En tiennyt, miten hyvä äiti olisi toiminut.

Katsoimme säännöllisesti kanssasi Bumtsibum-ohjelmaa. Tanssimme TV:n edessä. Joitakin kertoja kävimme myös konserteissa ja teatterissa. Siellä sain istua. Kerran nukuin konsertin ajan! Kävimme jazzoopperassakin. Minä en tiennyt siitä mitään etukäteen enkä tiennyt, mitä esityksestä olisi pitänyt ajatella. Sinä seurasit tarkasti esitystä ja kuuntelit siinä olleita rytmejä. Näytit olevan todella kiinnostunut esityksestä.

Aloittaessasi koulun tein sinulle sanallisia yhteen- ja vähennyslaskuja: "Kalle ajaa jyrkkää mäkeä pyörällä alas. Etupyörä painaa 10 kg, satula 5 kg, ohjaustanko 5 kg... Mäen jyrkässä mutkassa rysähtää, ja jäljelle jää vain etupyörä ja ohjaustanko, paljonko ne painavat?" Kysyin 16-vuotiaalta pojaltani, vieläkö hän muisti matematiikkaharjoituksemme. Kertoi muistavansa. Sitten hän lisäsi: "Koulussakin on sanallisia tehtäviä, mutta ne ovat tylsiä!"

Murrosiässä halusit valvoa myöhään ja pelata tietokonepelejä. Väsymykseni tuli varhain ja huusin ja käyttäydyin siten, miten hyvä äiti ei toimisi. Seuraavana päivänä olisin voinut sanoa, että neurologinen sairaus saa aikaan monenmoista, myös väsymystä. En tainnut jatkaa enää aiheesta. Nyt lisäisin, että tälle sairaudelle saa välillä näyttää keskisormeakin. Kun olit pieni, sanoin sinulle:

"Tämä äitiys olisi ollut ihan riittävää, mutta mukaan tuli myös tämä äidin sairaus. Välillä menee näin, mutta asiat järjestyvät."

Juttelimme kanssasi sairaudesta, kun olit jo iso poika. Kerroit, että kaverisi äidit eivät tarvinneet kävelykeppiä. Se sai sinut miettimään, miksi juuri sinun äidillesi oli tullut tämä sairaus.

Tiedän, että minulla on anteeksipyydettävää sinulta. Sille olisi ollut paikkansa jo paljon aikaisemmin, mutta ollessasi pieni en jaksanut enkä tainnut edes ymmärtää sitä. Minun olisin pitänyt selittää enemmän sairauttani, mutta yritin vain selviytyä enkä pysähtynyt. Ollessasi sitten jo murrosikäinen huusit ja paiskoit ovia. En halunnut pyytää anteeksi silloin. Olen pahoillani tapahtuneista asioista, paljon enemmän kuin pahoillani. Anteeksi!

29. Katson itseäni

Paljon minäkin olen nähnyt ja kokenut. Olen tullut äidiksi, sairastunut, eronnut, kokenut yksinäisyyden, jäänyt työkyvyttömyyseläkkeelle, etsinyt itseäni ja miettinyt sinua. On tapahtunut varmaan paljon muutakin. En ole enää sama ihminen kuin olin sairauden alussa. Olen muuttunut. Tosi hitaasti. En pysty sanomaan, mihin kaikkeen äitiydellä on ollut vaikutuksensa, mihin taas sairaudella tai yleisellä elämänkokemuksella. Ne ovat joissakin asioissa vieneet minua samaan suuntaan. Osa on kaikkien nähtävillä, osan tiedän vain minä itse.

Olen onnellisempi ja suhtaudun asioihin kevyemmin kuin aikaisemmin. Saatan sanoa: "Elämässä sattuu ja tapahtuu" tai "Elämää se vain on". Moni on ihmetellyt iloani. Jotenkin se vain kumpuaa minusta. Minussa hyrisee hyväolo ollessani yksinkin. Luulen, etten voisi näin hyvin, ellei ympärilläni olisi ihania ihmisiä. Kävin pari vuotta myös psykoterapiassa ja sain käytyä läpi menneisyyden painolasteja. Silläkin on ollut vaikutuksensa minuun. Onnellisuuteni ei tarkoita sitä, ettenkö kokisi elämääni välillä raskaaksi, kohtaisi inhottavia asioita tai että ohittaisin vaikeat asiat hetkessä. Onnellisuuteni ei tarkoita myöskään sitä, että tietäisin heti, mitä ajatella asioista. Välillä tarvitsen aikaa, eivätkä kaikki asiat selkiinny koskaan.

En käyttäydy aina hyvin enkä järkevästi. Saatan huutaa tutuille ja tuntemattomille. Välillä pyydän myöhemmin anteeksi. Kaikkea ei kuitenkaan tarvitse pyytää anteeksi. Elämä jatkuu, enkä jää tapahtuneita asioita miettimään tai suremaan. Sitä en kiellä, etteikö vieläkin olisi mahdollisuus muuttua.

Poikani sanoi äskettäin: "Sinusta näkee, että nautit elämästä." Niinpä. Mutta siihen on tarvittu aikaa ja sitä, että sinä olet ollut olemassa. Olemassaolosi on velvoittanut minua.

Olen yrittänyt, että otteeni elämään siirtyisi myös sinulle. Kaikkia sattuneita asioita ei voi korjata, mutta yritän vaikuttaa siihen, että meidän välinen keskusteluyhteys säilyisi. Minun on pitänyt hyväksyä se, etten voi puolestasi elää. Olet myös muistuttanut minua siitä, että haluat elää omilla kantapäilläsi!

Aamuseitsemän-kakut jäivät jo vuosia sitten. Ensin ne muuttuivat Kahden päivän-kakuiksi, joissa pohja valmistettiin edellisenä päivänä ja koristeltiin vasta seuraavana. Muutama Sinnepäin-kakkukin tuli tehtyä. Parina vuonna ei ole kakkuja tehty enää ollenkaan. Joulukuustakaan meillä ei enää ole ollut. Joku kertoi laittaneensa jouluaattona makaronia ja jauhelihakastiketta. Oloni oli ristiriitainen. Toisaalta nauratti ja toisaalta tuntui kurjalta. Viime jouluna meilläkin oli samanlainen tilanne. Voimani eivät riittäneet muuhun. Olin allapäin, mutta tunteeni on mennyt ohitse. Muistan tilanteen edelleen, mutta se ei enää herätä tunteita.

Tiedän, että olen vammainen. Aluksi kavahdin sitä, mutta nyt se on realiteetti, jonka kanssa on elettävä. Toisinaan onnistun siinä paremmin, toisinaan huonommin. Vammaisten ajatellaan olevan usein jotenkin huonompia kuin fyysisesti terveet. Ei se niin ole, että jokin puute veisi mukanaan muut taidot ja tiedot. Myös vammaiset voivat alkaa ajatella itsestään niin. Pois siitä! Meissä on kaikissa hyviä ja huonoja puolia – eikä vammautuminen muuta sitä. Toki arjen väsymys voi korostaa huonoja puoliamme.

Tarpeeni ovat selkiintyneet vuosien mittaan. Pidän yksinolosta, välillä vähän liikaakin. Silloin minun on pakotettava itseni ihmisten pariin. Jäädessäni eläkkeelle päätin säilyttää säännölliset käynnit kampaajalla. Pari kertaa kampaajani on laittanut minulle rullakiharakampauksen. Mikä nautinto on saada sellainen!

Tarvitsin aikoinaan aikamatkailua. Enää sille ei ole tarvetta. Halusin puhua vanhemmuudesta. Sillekään ei ole tarvetta. Hyvää palautetta olisin aikoinaan tarvinnut. Sitäkään en enää tarvitse. Joitakin haavoja sain matkallani. Niitä ei olisi tarvittu. Aikanani vertailin itseäni ja sinua. Enää en vertaile meitä toisiin. Sinä olet sinä ja minä olen minä!

Kenenkään ei pitäisi joutua tilanteeseen, joihin välillä jouduimme. Vanhemmille pitäisi turvata mahdollisuus nauttia lapsistaan ja lasten taas antaa huolettomasti tutkailla maailmaa! Elämän pitää olla muutakin kuin raskasta työntekoa! Voimia tarvitaan, jotta näemme myös pienet hetket ja niihin sisältyvät mahdollisuudet!

30. Huomiota selviytymiseen

Ihmisten tilanteiden selvittelyssä pitäisi lähteä aidosti yksilökohtaisuudesta. Päätöksissä tulisi huomioida koko perhe, myös lapset. Myös etävanhemmat tarvitsevat huomiota. Toisinaan on tarvetta taloudelliselle tuelle, toisinaan taas muulle avulle. Me sairastuneet voidaan antaa liian hyvä kuva itsestämme tai voimistamme. Välillä se kääntyy meitä itseämme vastaan. Työntekijöiden pitäisi esittää riittävästi kysymyksiä, jotta tilanteemme tulisi selvitettyä, ja selviytyminen turvattua riittävän hyvin.

Tarvitaan myös lakien muuttamista. Jotkut menot tulevat Kelassa huomioiduiksi vasta sitten, jos ne edistävät opiskelu- tai työkykyisyyttä. Esimerkiksi psykoterapiasta aiheutuneet kulut ovat tällaisia. Selviytyminen ja lapsista huolehtiminen ei pääty eläkkeelle jäämiseen. Vaikeat asiat voivat nousta pintaan vasta eläkkeellä ollessa tai sille jäädessä. Julkinen sektori ei järjestä psykoterapiaa. Tarvetta voi kuitenkin olla juuri sille.

Olen miettinyt myös maksukattoja ja niiden täyttymistä. Katoissa on monenlaisia reikiä, eivätkä ne aina edistä selviytymistä. Kaikki lääkkeet eivät kuulu Kela korvauksen piiriin. Synteettisessä kannabiksessa kuukausimaksu voi olla yksi tai kaksi lääkkeiden vuosiomavastuuta. Sitä voidaan kuitenkin tarvita kipuihin. Sairaalamaksut tulevat, tosin alennettuina, aina kolmeen kuukauteen saakka. Pitäisikö maksukatot olla erisuuruisia heille, jotka ovat jääneet työkyvyttömyyseläkkeelle kuin heille, jotka pystyvät käymään kokoaikaisesti töissä? Tarvetta on varmaan myös kuukausittaisille omavastuille.

Selviytyminen ja lapsista huolehtiminen ei saisi olla koskaan kiinni tuloista. Nyt se on. Poikani kyseenalaisti terveydenhuollosta aiheutuneita maksuja: "Eikö vakava sairastuminen olisi jo riittävää, pitääkö siitä vielä aiheutua maksujakin!" Myös yksi läheinen ihmetteli samaa asiaa. Aikaisemmin vain toitotin perusteluja. Nykyään itsekin ajattelen poikani tavoin. Usein ihmistä ohjataan hakemaan toimeentulotukea. Sitä eivät kuitenkaan saa kaikki, ja menoina huomioidaan vain välttämättömät menot. Toimeentulotuki on tarkoitettu lyhytaikaiseksi tueksi, ei vuosiksi tai vuosikymmeniksi! Näin se kuitenkin joskus on.

Asioideni selvittyä näin seuraavana yönä unen:

Kävelin ihanilla mustilla korkokengilläni. Sitten aloin tanssia. Jalat askelsivat todella hyvin – liikuin kevyesti pitkin teitä, mäkiä ja parkkipaikkoja. Mekkoni liehui. Olin saanut uuden lääkereseptin ja kävin tanssien apteekissa. Pari ihmissuhdeasiaakin hoidin matkallani. Aurinko paistoi pilvettömältä, kauniilta taivaalta.

II Psykologin näkökulma

Marja Blatter, psykologi, kriisi- ja traumapsykoterapeutti ET

Elämänvaiheen kriisi vai traumaattinen kriisi

Ihmisen elämässä tulee vääjäämättä eteen erilaisia kehitys- tai elämänvaiheita. Nämä vaiheet sisältävät joskus niin suuria muutoksia, että ne vaikuttavat kriisinomaisesti. Tapahtumat, jotka kriisin aiheuttavat, ovat sinänsä normaaliin elämään kuuluvia, kuten tämän kirjan tarinassa vanhemmaksi tuleminen tai ero puolisosta. Kriisiluonteen aiheuttaa se, että muutos tuntuu sillä hetkellä ihmisen voimavaroihin nähden ylivoimaiselta. Niinpä voi olla, että elämä tuntuu järkkyvän, vaikka syy siihen olisikin positiivinen tai toivottu, kuten vaikkapa vanhemmuus. On kyse *kehitys- tai elämänvaiheen kriisistä*.

Traumaattinen kriisi puolestaan on yllättävä ja tulee elämässä eteen varoittamatta, "kuin salama kirkkaalta taivaalta" (ks. Saari 2000). Tilannetta ei ole voinut suunnitella eikä harjoitella. Kyseessä on tällöin jokin elämää tai terveyttä vakavalla tavalla uhkaava tekijä, esim. onnettomuus, väkivaltatilanne, kuolemantapaus tai vakava sairastuminen, kuten tässä kirjoitelmassa kertojalta pian äidiksi tulemisen jälkeen diagnosoitu krooninen neurologinen sairaus. Traumaattinen kriisi nostattaa voimakkaita tunteita, jotka liittyvät omaan selviytymiseen ja hengissä pysymiseen: kuolemanpelkoa, hätää itsestä ja omaisista, syyllisyyttä omasta sairastamisesta, epätoivoa, turvattomuuden tunteita tulevaisuuden ja oman sekä perheenjäsenten selviämisen suhteen.

Kriisin vaiheet

Kriisin ensivaiheessa tapahtuma iskee ihmisen pois raiteiltaan ja alkaa *shokkivaihe*. Ihmisen on vaikea aluksi tunnistaa, mitä kaikkea oikein tapahtuu, miltä tämä tuntuu ja mitä pitäisi tehdä. On vain voimakas hätä kaikesta yhtä aikaa. Tällöin mieli suojautuu shokilla, joka antaa aluksi aikaa sulatella tapahtunutta. Se on primääri dissosiaation muoto, jolloin ei pysty käsittelemään vielä jäsentyneellä tavalla omaa kokemustaan. Tässä kohdassa ihmiselle voi tulla voimakkaita tunteenpurkauksia tai saattaa käydä niin, että hän jähmettyy eikä ilmaise millään tavalla ulospäin, kuinka hädissään sisäisesti on.

Kriisi etenee seuraavaksi *reaktiovaiheeseen*. Se sisältää asteittaisen tiedostamisen ja siihen liittyvien tunnesisältöjen esiin nousemisen. Ihmisen ajatukset, kysymykset ja tunteet risteilevät moniin suuntiin, ja usein tässä vaiheessa halutaan puhua jollekulle ja saada kysymyksiin vastauksia. Kehon oireet ovat voimakkaita, kuten univaikeuksia, keskittymisen vaikeuksia, ruokahaluttomuutta, levotonta oloa, selittämättömiä kipuja jne.

Reaktiovaihetta seuraa *työstämisvaihe*, jonka aikana tapahtuma jäsentyy mielessä yhä selkeämmäksi ja siitä alkaa rakentua kertomuksenomainen kokonaisuus. Menneestä luopuminen, tapahtuman hyväksyminen asteittain ja kokemukseen liittyvä suru ovat nyt keskiössä.

Kun riittävästi aikaa on kulunut – yksilöllistä ajantarvetta kukaan ei osaa etukäteen määritellä – ihminen pääsee *uudelleen orientoitumisen vaiheeseen*. Silloin hän jälleen uskoo ja luottaa elämään ja itseensä, kiinnostuu asioista ja kokee myös mielihyvää sekä iloa elämästään.

Selviytymisen erilaiset voimavarat ovat olleet monin verroin tarpeen, kun sekä elämänkriisi että traumaattinen kriisi ovat haastaneet tämän tarinan kirjoittajaa yhtäaikaisesti. Jokainen kannustaja, rohkaisija ja ystävällinen ele on merkittävä, kun hätä on näin suuri. *Sosiaalinen tuki* niin ammatilliselta taholta kuin ystäviltä ja vaikka vertaisilta esim. ryhmissä on tärkeää. Tarvitsemme toisia ihmisiä ja heidän rauhoittavaa läsnäoloaan voidaksemme edes hieman laskea kriisitilanteen aiheuttamaa ylivireystilaa.

Kehon ylivirittymisen tarkoituksena on maksimoida voimamme ja selviytymisvalmiutemme, kun kriisitilanteen vuoksi olemme joutuneet pois tolaltamme. Ihmisellä on biologisen kehityksensä jäänteenä edelleen tallella järjestelmä, joka mahdollistaa suuressa uhkatilanteessa huomion fokusoimisen vaaran lähteeseen sekä voimien keskittämisen hengissä selviytymiseen. Tätä kuvaa hyvin ajatus kehon toimintajärjestelmistä, joilla on valmius *taistella tai paeta* (van der Hart, 2007).

Vaikka uhka olisikin hahmoton ja vaikeasti vastaan taisteltava, kuten sairaus, johon ei ole parantavaa hoitoa, nousevat meissä biologisten järjestelmien aktivoimina yhtä lailla samat alkukantaiset vireystilat kuin muinaisen esi-isämme kohdatessa vaarallisen petoeläimen. Jokaisella meillä on yksilönä myös ominaisuuksia ja persoonallisuuden piirteitä, joiden avulla onnistumme voittamaan kriisit, muuttamaan ne kehitystehtäviksi ja saamaan niistä myöhempää elämäämme varten lopulta viisautta ja voimavaroja. Boris Cyrulnik käsittelee teoksessaan *Ihmeellinen kurjuus* (2012) ihmisen kykyä ylläpitää mielessään toivoa ja luoda kärsimyksestä huolimatta elämän tapahtumille merkitys sekä kääntää vaikea kokemus voimavaraksi. Ihmisellä on kyky kasvaa sosiaaliseksi kurjasta lapsuudesta huolimatta, ja monenlaiset vaikeudet voivat olla merkityksellinen vaihe ihmiseksi kasvamista. Tätä kykyä kutsutaan ihmisen *resilienssiksi*.

Ofra Ayalon (1995) on kehittänyt monikanavaisen mallin selviytymisen voimavaroista. Hän kannustaa jokaista kriisin keskellä olevaa ottamaan käyttöön tietoisemmin kaikki selviytymistä edistävät toimintakanavat. Niitä ovat edellä jo mainitun *sosiaalisen kanavan* lisäksi meidän omat *kognitiiviset toimintamallimme*, kuten tiedon keruu tai sisäinen puhe itsen rauhoittamiseksi, *mielikuvitus*, luovuuden käyttö toipumisen apuna, *tunnepurkami-nen*, kuten vaikka kirjoittaminen tai vastaavien tarinoiden lukeminen, *uskomusjärjestelmään* turvaaminen, jolloin pohdittavina ovat kysymykset ja vastaukset, kuten miksi kaikki ta-pahtui, onko kaikella tarkoitus ja pystyykö luottamaan siihen että asiat lopulta järjestyvät. Psyykkisten voimavarojen lisäksi *kehon huoltaminen* eri tavoin on tärkeää: aktiivinen liik-kuminen itselle sopivalla tavalla purkaa stressiä. Kuten kertojan tarinassa liikuntakyvyn heikkeneminen itsessään oli stressin lähde, niin muunlainen *kehon hoiva ja hemmottelu*, kuten rentouttavat toiminnat sekä hyvä ruoka ja juoma, voivat olla hyviä kehollisia toipu-misen keinoja.

Kriisin etenemisen ajatellaan tapahtuvan vaiheittain siten, että sen loppuvaiheessa on päästy kriisin yli ja seuraa suuntautuminen tulevaisuuteen. Kirjoittaja osoittaa kirjoittamistyöllään hyvin, kuinka tämä vaihe on hänellä vahvasti menossa. Hän on päättänyt kääntää koke-muksensa kaikille jaettavaksi tietokokonaisuudeksi, jotta rankoista vaiheista muodostunut elämän tietotaito olisi vastaavissa kokemuksissa ja kriiseissä muille avuksi. Myös tässä meillä on hyvä esimerkki resilienssikyvystä.

Jos kriisistä toipuminen ei menekään ihan kaavan mukaan

Ihmisen mieli voi joutua liian koville ja kehittää pitkään jatkuvia ja yleistyviä trauman jälkeisiä eli posttraumaattisia oireita (PTSD), jos pitkäkestoisesta kriisistä tai haastavista elämäntilanteista selviäminen jatkuvasti tai toistuvasti tuottaa ylipääsemättömiä esteitä. Kehon vireystila nousee ja hormonieritys edesauttaa *taistele tai paken*e -valmiustilan yllä-pidossa, jotta olisi voimia selviytyä uhkatilanteesta. Henkinen valppaus ja tarkkaavuuden suuntaaminen mahdollisen uhan tai vaaran varalta vie paljon mielen energiaa samalla hankaloittaen perustoimintoihin keskittymistä.

Tällainen kehon ylivirittyminen sekä mielen valppaus yhdessä saattavat tuottaa hankaliakin univaikeuksia, keskittymisen ongelmia, kognitiivisia vajavuuksia, ärtyneisyyttä sekä levotonta kehon oloa. Usein ihmiset kutsuvat kaikkea tätä yhdessä *ahdistuneisuudeksi*, vaikka olon taustalla onkin pelko ja siihen liittyvä selviytymistä edistävä pako- ja taisteluvalmius.

Usein voidaan huokaista helpotuksesta ja todeta kehon vähitellen rauhoittuvan, kun pelon aihe poistuu ja palataan normaalitilanteeseen. PTSD-oireissa on kuitenkin kyse siitä, ettei vireystila normaalilla tavalla laskekaan, vaan aivojen pelkokeskus pitää sitä yllä jatkuvasti, vuosienkin ajan. Rauhoittuminen on silloin haastavaa tai mahdotonta. Ylivireystilasta voi tulla jopa normaalilta tuntuva olotila. Keholle tämä jatkuva virittyminen on kuitenkin hyvin kuluttavaa ja uuvuttavaa. Pitkittyneenä se johtaa myös kehon organismien oireisiin, kuten toimintahäiriöihin esimerkiksi ruoansulatusjärjestelmässä tai hormonieritysjärjestelmässä, kiputiloihin ja jopa sairastumisiin.

Ylivireyden synnyttämä toimintavalmius tarvitsee helpottuakseen purkautumisreitin. Tähän antaa yleensä mahdollisuuden uhkatilanteesta selviytymiseksi tarvittava toiminta, kuten karkuun juokseminen tai vastaan taisteleminen. Jos kuitenkaan ei ole oikein selkeää vihollista, jota vastaan taistelisi, tämä toiminta saattaa jäädä kehoon voimakkaana ylivireyden ja valmiustilan kokemuksena, josta seuraa edellä mainitun kaltaisia PTSD-oireita. Niistä osa voi olla dissosiatiivisia, jolloin kokemusta omassa kehossa olemisesta koetetaan helpottaa erkaantumalla mielen avulla osittain kehostaan tai tunteistaan.

Dissosiaatio voi ilmetä monilla tavoilla. Yhteistä kaikille ilmenemistavoille on kehon ja mielen erkaantuminen toisistaan. Jakautuneisuutta voi Levinen (2008) mukaan ilmetä esimerkiksi tietoisuuden ja kehon välillä, jolloin kehon tuntemuksia ei rekisteröidä tietoisella tasolla. Esimerkiksi kipu saattaa olla turrutettu, se ei tunnu tai sitä ei havaita samaan tapaan kuin normaalisti. Erkaantuminen voi tapahtua myös yksittäisen kehon osan ja muun vartalon välillä, kuten vaikka halvaantumisen kokemus yhdessä raajassa ilman fysiologista syytä. Omista tunteista ja aistimuksista voi myös erkaantua, jolloin puhutaan turtuneesta tai jäätyneestä olosta: ulospäin pystyy usein havainnoimaan henkilön olevan liian tyyni tai liian tunteeton suhteessa tilanteeseen ja kokemukseensa. Myös muistoista tai tapahtuman osista voi mieli erkaantua, jolloin kertomus tapahtumista sisältää muistiaukkoja tai epäyhtenäisyyksiä.

Kieltäminen on myös yksi mielen suojautumisen muoto. Saatamme kiistää tapahtuneen tai olla kuin tapahtumalla ei olisi merkitystä. Käyttäydymme kuin mitään ei olisi tapahtunut todella. Kieltäminen voi kroonistua, jos omien tunteiden käsittely ja kohtaaminen asteittain ei onnistu.

Surun läpikäynti

Ennen kuin suru voi käynnistyä, on mielen oltava siihen valmis. Mielen suojamekanismit, defenssit, voivat olla estämässä tai hidastamassa surun alkua ja käynnistymistä. Joskus kriisiin tai traumakokemukseen liittyy niin voimakkailta ja ylivoimaisilta tuntuvia tunne-sisältöjä, ettei niitä olla vielä valmiita ottamaan vastaan, ainakaan kerralla ja kokonaisina. Mieli saattaa suojautua kieltämällä koko tilanteeseen liittyvät tunteet, kuten "ei minua pelota!" -tyyppiset ajatukset voivat kertoa.

Derealisaatio on suojautumismekanismi, jonka kautta mieli ei usko tapahtumien tai joiden-kin osien tapahtumasta olevan oikeasti totta. Saatetaan reagoida vaikka johonkin faktaan niin, että "ei tuo koske minua!", "muille ehkä tapahtuu tuollaista mutta ei minulle!". Jos kriisi on sisältänyt pitkittynyttä traumaattista materiaalia ja oireet ovat kehittyneet PT-SD-oireiksi, mielen sisällä saattaa myös olla kokemus, että minussa on kuin kaksi osaa: se, joka koki sen kaiken, ja se, jolle ei tapahtunut mitään. Tällöin on kyse dissosiaatiosta, joka on kehittynyt traumaoireeksi.

Depersonalisaatio taasen on vastaavanlainen suojamekanismi, jonka kautta koetaan, ettei tapahtunut kosketa minua – se ei tapahtunut minulle vaan ikään kuin jollekulle toiselle. Näitä molempia yhdistää epätodellisuuden tunne suhteessa tapahtumaan ja itseen, unen-omaisuus tai leijumisen tunne, jos asiaa tulisi ajatella tai siihen tulisi olla yhteydessä. Tunteet karkaavat ja kehon aistituntemukset saattavat olla vääristyneitä.

Kiintymyssuhteiden merkitys

Turvallinen kiintymys

Lapsuuden kokemuksemme omista tunnereaktioistamme nousevat kriisitilanteissa mer-kittävällä tavalla esiin. Jos olemme kasvaneet turvallisessa kiintymyssuhteessa, jossa meitä on lohdutettu ja suojeltu silloin kun olemme kokeneet jotain pelottavaa, ahdistavaa tai kivuliasta, olemme oppineet, että tunteet ovat vain reaktio epänormaaliin tilanteeseen. Saatuamme asianmukaista suojelua ja hoivaa kehomme ja mielemme toipuu taas omaksi itsekseen ja elämä jatkuu turvallisena edelleen.

Välttelevä kiintymys

Jos taas kasvuympäristömme on ollut etäinen ja vaatinut meiltä enemmän reippautta ja kovuutta kuin mihin olemme olleet valmiita, meille on saattanut jäädä kokemus siitä, ettei tunnereaktioita saisi olla, että ne ovat häpeällisiä ja että ne paljastavat heikkoutemme ja tarvitsevuutemme. Olemme ehkä kehittäneet näennäisen selviytyjän, jonka avulla etäännytämme itsemme kehon normaalista reaktiosta epänormaalissa tilanteessa (esim. normaalia on, että tulee itku kun sattuu tai surettaa), emme näytä ulospäin, mitä koemme, ja jos joku kysyy, ilmaisemme, ettei "tässä mitään…", "ei sattunut yhtään!".

Disorganisoitunut kiintymys

Vielä voimakkaammin opimme erkaannuttamaan ja muuntamaan tunnereaktioitamme kasvuympäristössä, jossa meille aiheuttavat kipua ja tuskaa ne, joiden tulisi olla meidän hoivaajiamme tai suojelijoitamme hädän hetkellä. Jos olemme esimerkiksi oppineet saamaan fyysisiä rangaistuksia noloista tilanteista ja syyllisyyttä nostattavissa kokemuksissa, emme missään nimessä halua paljastaa kokeneemme jotain kivuliasta tai pelottavaa, koska mielemme on ehdollistunut ajattelemaan, että olemme itse aiheuttaneet pahan ja saamme siitä vielä uudelleen rangaistuksen kurituksen muodossa. Näiden ihmisten on ymmärrettävästi kaikkein vaikeinta ylittää avun pyytämisen ja vastaanottamisen kynnys, koska heidän on lähes mahdotonta täysin luottaa keneenkään. Nämä ihmiset jäävät vaikean kokemuksensa kanssa tyypillisesti liian pitkäksi aikaa yksin ja vetäytyvät selviytymistä ja toipumista edesauttavista sosiaalisista kontakteista sekä ammattiavun piiristä. Heillä on voimakas sisäinen vaatimus selvitä itse ja omin voimin. "On pärjättävä yksin!"

Wieland (2011) kirjoittaa Liottin teoriasta disorganisoituneen kiintymyksen ja dissosiaation suhteesta seuraavasti: Lapsen ja traumatisoituneen vanhemman suhteessa tapahtuu Liottin mukaan kolmiodraama. Lapsi on välillä hellän ja hoivaavan äidin lapsi, mutta jos äidillä aktivoituu vahingoittava osa, lapsi kokee itsensä uhriksi. Kun taas äidillä aktivoituu uhrin osa, lapsi kokee itsensä pahantekijäksi. Lapselle muotoutuu täten useampia minäkäsityksiä: olen lohdutettavana – minun täytyy lohduttaa, vs. olen loukkaantunut, tai avuton – minä loukkaan ja olen pelottava. Näkemykseni mukaan traumatisoituneen vanhemman ympärillä tulisikin olla lasta huomioivia muita aikuisia, jottei lapsi jäisi pelkästään traumamielikuvien varaan vaan saisi peilata tilanteita ja vanhemman reaktioita jonkun muunkin kanssa.

Vanhemman sairastuminen lapsen silmin

Lapsen kokemus vanhemman vaikeasta sairaudesta on aina sidoksissa lapsen kehitysikään. Hyvin pieni lapsi ei kykene omilla ajattelukeinoillaan vielä ymmärtämään tilanteen pelottavuutta tai huolestuttavuutta, mutta pienikin lapsi aistii perheessä vallitsevan tunneilmapiirin. Kriisin keskellä perheen aikuisilla on valtavasti ponnisteltavaa oman selviytymisensä kanssa. Se saattaa johtaa siihen, että lapsi ei saa riittävällä tavalla aikuiselta huomiota suhteessa omiin pohdintoihinsa ja tunteisiinsa.

Tässä kohtaa perheen tukiverkosto nousee merkittävään rooliin. Ne omaiset ja ystävät, jotka jaksavat lapsen kanssa esimerkiksi lukea aiheeseen liittyvää kirjallisuutta ja selittää lapselle tilanteen hänen ikätasoonsa sopivalla kielellä, edesauttavat monella tavoin lapsen toipumista ja lapsen oman suruprosessin etenemistä. Vaikka lapsi elää sairaan vanhemman kanssa vuosia ja itse sairaus olisikin hänelle jo selviö, ovat jokaisessa kehitysvaiheessa lapsella edessä uudet pohdinnat ja uudet tunteet, jotka liittyvät sairaan vanhemman tilanteen merkitykseen lapsen omalle elämälle.

Leikki-ikäinen pohtii konkreettisesti näkemäänsä: minun äidilläni on väsyneet jalat, kävelykeppi, sähkömopo. Asiat voivat olla ylpeyttäkin herättäviä, eikä lapsi aina koe erilaisuutta hävettävänä tai huonommuutena. Ympäristö voi osaltaan auttaa tässä vaikka huumorin keinoin, kuten tarinan kertojakin paljastaa moponsa saaneen nimen Batmobil, vaikkei sillä kovaa pääsekään.

Kouluikäinen ymmärtää jo ihmisen kuolevaisuuden. Pohdittavaksi nousee sairaudesta mahdollisesti aiheutuva vanhemman ennenaikainen kuolema, ja siihen liittyvä suruprosessi käynnistyy myös. Lapsen pelot saattavat aktivoitua voimakkaasti ja ilmetä monenlaisina foobisen käyttäytymisen muotoina, kuten vaikeutena lähteä kotoa ja jättää vanhempi esimerkiksi koulupäivän ajaksi kotiin, pimeän pelkona tai muina erityisinä pelkoina. Erilaisuus on tässä iässä usein lapselle uhka; se voi olla kiusallista ja jopa häpeällistä. "Kaikkien muitten äidit pystyy, mikset sä pysty?"

Murrosiässä nuoren kognitiivinen kyky käsitellä asioita tiedollisesti ja älyllisesti kasvaa ja saavuttaa lopulta aikuisen tason. Nuori haluaa usein tietoa ja selityksiä, miksi jalat eivät toimi niin kuin muilla, miksi sairaus on tullut, miten se etenee, miten sitä hoidetaan jne. Nuori ymmärtää myös mm. perinnöllisyyden periaatteet ja saattaa pohtia, onko itselle tulossa sama kohtalo kuin vanhemmalle. Tähän vaiheeseen saattaa liittyä voimakkaitakin pelkoja ja surua. Nuori saattaa ottaa suojakeinokseen vihamielisyyden ja etäännyttää itseään siten vanhemman läsnäolosta ja vaikean tematiikan kohtaamisesta. Vaikka nuori helposti pakenee ja saa aikuiset ympärillään ärtymään ja tuskailemaan mahdotonta käytöstä, olisi hänelle silti jaksettava olla läsnä niinä hetkinä, kun hän tulee keskustelukontaktiin ja haluaa käsitellä pohdintojaan sekä tunteitaan aikuisen kanssa.

Kaikissa vaiheissa vanhemman kannattaa tukea saadakseen kääntyä myös lapsen kasvattamiseen ja mahdollisiin psyykkisiin oireisiin liittyvissä asioissa ammattiauttajien puoleen, kuten perheneuvolan tai koulun erityishenkilöstön.

Vertaisryhmät ovat myös lapsille kaikissa eri ikävaiheissa merkityksellinen mahdollisuus kohdata muita samassa tilanteessa olevia lapsia ja saada sanoja kokemuksilleen heidän kauttaan. Selviytymisen alkuvaiheissa on myös lohdullista kohdata joku, joka on jo jättänyt shokki- ja reaktiovaiheet taakseen ja kertoo kokemuksistaan vahvistaen muiden uskoa tulevaan.

Lähteet ja lisälukemista

Ayalon, O. 1995: Selviydyn! -yhteisön tuki ja selviytyminen. MLL, SMS ja SPR.

Cyrulnik, B. 2012: Ihmeellinen kurjuus. Rasalas Kustannus, Tallinna.

v.d. Hart, O. 2007: The haunted self. Norton, New York (nyk. suom. Vainottu mieli, Traumaterapiakeskus).

Levine, P. A. 2008: Kun tiikeri herää, trauma ja toipuminen. Traumaterapiakeskus.

Liikamaa, P. Toim. SMS Mieli 2015: Kriisi. Suomen mielenterveysseura.

Liotti, G. 1999: Disorganized attachment as a model for the understanding of dissociative psychopathology.

Palosaari, E. 2008: Lupa särkyä: Kriisistä elämään. Edita Publishing Oy

Poijula, S. 2018: Resilienssi. Kirjapaja.

Saari, S. 2000: Kuin salama kirkkaalta taivaalta, kriisit ja niistä selviytyminen. Otava.

Wieland, S. 2011 (ed.): Dissociation in children and adolescents. Theory and clinical interventions. Routledge, New York.

Lukemista lapsen surusta:

Erkkilä, J., & al. 2003: Surevan lapsen kanssa. SMS-julkaisut.

Niemelä, S., Pennola, T. 2000: Pienilläkin padoilla on korvat. Suomen kasvatus- ja perheneuvontaliitto.

Poijula, S. 2002: Surutyö. Kirjapaja.

III Tieteellinen näkökulma MS-tautiin

Jukka Ollgren, tilastotutkija

MS-taudin hahmot ja hoito

MS-taudin hahmot ja hoito, Jukka Ollgren

MS-tauti on sairaus, joka vahingoittaa keskushermostoa, aivoja ja selkäydintä. Sitä sairastaa noin 2,5 miljoonaa ihmistä maailmassa; naisten ja miesten suhde on 2,3 – 3,5 : 1. Naisilla MS-taudin ilmaantuvuus on viime vuosikymmeninä kasvanut selvästi. Syy tähän johtuu ympäristötekijöistä.

Taudin perussyy on tuntematon. Koska voimakkaat immuunivasteeseen vaikuttavat hoidot vähentävät sekä taudin pahenemisvaiheita että hidastavat toimintakyvyn alenemista, tämä viittaa siihen, että ainakin taudin alkuvaiheessa tulehduksilla on merkittävä rooli taudissa. MS-tauti todetaan useimmiten 20–40 vuoden ikäisenä. Usein erilaisia oireita taudista esiintyy jo paljon ennen diagnoosia ilman, että niitä tunnistetaan johtuvan MS-taudista.

Suomessa todetaan vuosittain noin 200–250 uutta MS-tapausta. Yhteensä sairastuneita on Suomessa noin 9 000 henkilöä; näistä yli 5 500 potilasta saa tautiin Kelalta kuntoutustukea tai lääkekorvauksia.

MS-taudin ajatellaan olevan autoimmuunitauti. Autoimmuunitauti johtuu epänormaalista immuunivasteesta kehon aineita ja kudoksia vastaan, jotka ovat kehossa normaalisti läsnä. Autoimmuunitaudit ovat haaste lääketieteelle.

Autoimmuunisairauksia on yli 80, ja niistä kärsii 2–5 % länsimaiden väestöstä. Naiset sairastuvat useammin kuin miehet. Ympäristötekijät voivat laukaista autoimmuunitaudin (säteily, lääkkeet tai infektiot, stressi), ja viime vuosina on tutkittu monien autoimmuunitautien, myös MS-taudin, yhteyttä suoliston bakteeristoon eli *mikrobiomiin*. Tällä saattaa olla merkitystä MS-taudin aktiiviteettiin ja jopa sen puhkeamiseen. Ehkä mikrobiomin avulla voidaan pian luokitella MS-potilaita ja hoitoja voidaan kohdistaa bakteeristoon. MS-taudin kokeellisessa hiirimallissa nähdään, että immuunisolut voivat siirtyä suolistosta aivoihin vaimentamaan tulehdusta siellä, Rojas 2019.

MS-taudin puhkeamisen uskotaan olevan useiden eri tekijöiden yhteisvaikutuksen tulos: kun tarpeeksi monta syykomponenttia on läsnä henkilöllä, sairaudelle muodostuu ns. riittävä syy (Rothman, 1976) ja henkilö sairastuu. Sairauden voi estää tietyn riittävän syyn osalta, jos estetään vähintään yksi sen komponentti. Tämä ei vaadi kaikkien syykomponenttien tuntemista.

Vaikka MS-tautiin on tullut uusia lääkkeitä, sen kulkua ei tällä hetkellä pystytä kokonaan estämään (hidastamaan kylläkin) edes aaltoilevasti etenevässä tautimuodossa, lukuun ottamatta ehkä kantasoluhoitoa, joka on kuitenkin hyvin raskas hoitomuoto. Toisaalta taudille on varmastikin monta riittävää syytä, joten on epävarmaa, löytyykö yhtä lääkettä, joka toimii kaikissa MS-taudin muodoissa (vrt. personalisoitu hoito).

On esitetty useita toisiinsa nähden ainakin jonkin verran ristiriitaisia immunologisia polkuja taudin tulehdusvaurioille. Mahdollisia pelaajia, immuunisoluja, aineita, ympäristötekijöitä jne., ja signaalireittejä on paljon, eikä kaikkia ei edes vielä tunneta.

MS-taudin eteneminen on yksilöllistä. MS-taudin etenemistapa voi olla odottamaton ja täysin erilainen kuin kenelläkään muulla.

Taudin kulkua on taudin alun perusteella yritetty ennustaa mutta melko huonoin tuloksin. Selkäydinnesteen immunoglobuliininauhat ennustavat huonompaa ennustetta. Tupakoinnin taudin kulkua pahentava vaikutus on tiedetty jo kauan. Nykyisin voidaan jollain tarkkuudella ennustaa taudin lähitulevaisuutta käyttäen RNA-sekvenssointia, neurofilamentteja ja koneoppimista.

Lisätietoa

Neurofilamentit (neurorihmat) ovat polymeeriproteiineja, jotka toimivat pääosin aksonien rakenteellisena tukena ja säätelevät niiden läpimittaa, mikä vaikuttaa hermossa kulkevien sähkökemiallisten impulssien johtumisvauhtiin. Näiden neurofilamenttien avulla voidaan ehkä ennustaa MS-taudin tulevaa aktiivisuutta jollain tarkkuudella.

Kuvassa 1 on MS-taudin toimintakyvyn alenemisarvio Scalfarin tutkimuksen mukaan. DSS kuvaa liikkumiskyvyn alentumista. Lukema 7 tarkoittaa jo pyörätuolia, arvo 9 täysin vuodepotilasta ja arvo 10 on kuolema. Arvot 6:n ympärillä kuvaavat kykyä liikkua apuvälineiden avulla. Kuvaa tulkittaessa siis kannattaa huomata, että se on keskimääräinen esitys tietylle ikähetkelle historiallisesta aineistosta, marginaalinen esitys. *Yksilön taudin kulku voi paljonkin poiketa tästä.* Kuvan käyrässä ei uusien hoitojen vaikutus vielä näy.

Kuva 1: MS-tautiin liittyvä toimintakyvyn aleneminen keskimäärin iän mukana sairauden puhkeamisesta eri MS-tautityypeissä ennen uusimpia hoitoja. RR= aaltomaisesti etenevä MS, SP=toissijaisesti etenevä MS, PP=ensisijaisesti etenevä MS. Lähde (mukaillen): Age and disability accumulation in multiple sclerosis. A. Scalfari, MD et al. Neurology 77 September 27, 2011.

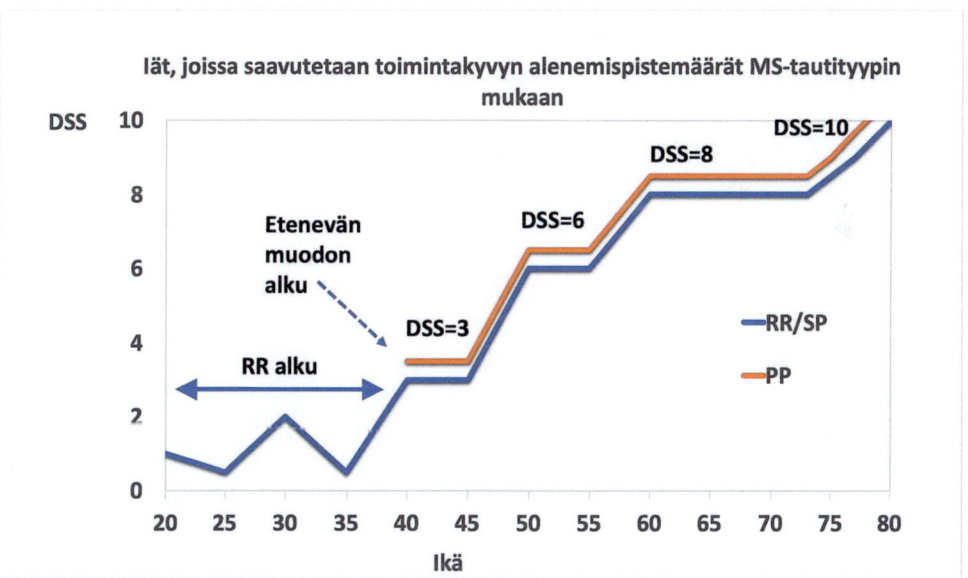

Lisätietoa

Keskushermoston päärakenteet

Aivokudos

Aivokudos isoaivoissa ja pikkuaivoissa koostuu hermosoluista eli neuroneista sekä niitä ympäröivistä hermotukisoluista.

Isoaivokuori koostuu pääasiassa harmaasta aineesta, joka sisältää lähinnä hermosolujen soomaosia (keskusosa) ja signaalien tuojahaarakkeita **(dendriittejä)** sekä melko vähän myelinisoituneita/ei- myelinisoituneita signaalien viejähaarakkeita **(aksoneja).** Lisäksi harmaassa aineessa on hermosoluja huoltavia **gliasoluja,** niitä ovat **oligodendrosyytit, astrosyytit** ja **mikroglia**-solut. Harmaata ainetta esiintyy myös pieninä saarekkeina, tumakkeina, syvemmälläkin aivoissa sekä selkäytimen pylväissä. Aivorungon alueella harmaa aine muodostaa tumakkeita yhtenäisemmän aivoverkoston. Harmaassa aineessa on runsas hiussuonitus. Harmaa aine sisältää aivojen ne alueet, jotka ovat mukana lihasten hallinnassa, aistihavaintojen käsittelyssä/ymmärtämisessä, kuten näkemisessä, kuulemisessa, muistamisessa, tunteissa, puheessa, päätöksien tekemisessä ja itsekontrollissa.

Valkea aine muodostaa aivojen sisemmän loppuosan. Se koostuu pääosin hermoimpulsseja soomaosista muualle hermostoon kuljettavista hermosolujen aksoneista ja niitä ympäröivistä gliasoluista sekä verisuonista. Valkean värinsä kudos saa aksoneita ympäröivien myeliinituppien rasva-aineesta, myeliinistä (sisältää mm. kolesterolia). Valkeaa ainetta on myös selkäytimen reunaosissa.

Aivoja ja selkäydintä ympäröivät lisäksi sidekudoksesta koostuvat aivokalvot, niissä on kolme kerrosta. Sisin niistä on nimeltään Pia Mater (lat. hellä äiti).

Veriaivoeste

Veriaivoeste tai aivoverieste on fyysinen este, joka säätelee erilaisten aineiden pääsyä verenkierrosta aivosoluihin. Tarkoituksena on estää haitallisten aineiden pääsy keskushermostoon. Veriaivoeste muun muassa suojelee keskushermostoa tulehduksilta. Veriaivoeste tunnetaan yleisesti myös lyhenteellä BBB (Blood-Brain Barrier).

Veriaivoesteen läpäisevät mm. rasvaliukoiset, riittävän pienikokoiset molekyylit (mm. monet rasvat, steroidit, etanoli, nikotiini, kofeiini) sekä erilaisten kuljetusjärjestelmien avulla mm. sokerit ja eräät aminohapot. T-solut eivät normaalisti pääse läpi, mutta MS-taudissa näin joskus tapahtuu. Samaten PML-infektion JC-virus pääsee esteen lävitse. Happi ja hiilidioksidi ovat pienikokoisia molekyylejä ja läpäisevät helposti veriaivoesteen, samaten psyykenlääkkeet läpäisevät sen.

Monet lääkkeet eivät läpäise veriaivoestettä, jolloin ne eivät vaikuta keskushermostossa. Esimerkiksi dopamiinia ei voida käyttää Parkinsonin taudin hoidossa, koska se ei läpäise veriaivoestettä, mutta sen esiaste, levodopa (L-dopa) läpäisee. Veriaivoeste ei päästä läpi monia elimistön hormoneja.

Leukojen ja hampaiden alueelta kulkee läpättömiä laskimoita keskushermostoon veriaivoesteen ohi. Näin ollen suun alueen infektiot voivat teoriassa päästä suoraan keskushermostoon. On jopa esitetty epäilyjä, että osalla MS-potilaista tämä olisi ollut sairaudenaiheuttajien reitti keskushermostoon.

Monet tekijät, kuten sairaudet, voivat vaikuttaa veriaivoesteen läpäisevyyteen. Läpäisevyys voi lisääntyä mm. kasvaimien, korkean verenpaineen, tulehduksen, MS-taudin, vamman, iskemian (paikallinen hapenpuute) vuoksi. Alkoholisteilla läpäisevyys saattaa olla lisääntynyt. Läpäisevyydessä on myös yksilöllisiä eroja.

Aivojen imusuonisto
Aivojen imusuonisto (lymfaattinen systeemi) löydettiin vuonna 2015. Aivot ovat imusuonistolla yhteydessä muun elimistön immuunisysteemin. Tällä on suuri merkitys aivojen immuunivasteen ja siis myös MS-taudin immuunihyökkäysten ymmärtämiselle, mutta se ei välttämättä merkitse, että MS-taudin lääkityksiä täytyy kohdentaa jotenkin toisin kuin ennen löytöä. Myös "terveellä" ihmisellä on aivoissaan immuunisoluja (veriaivoeste on kunnossa).

MS-taudin vaurioiden perushahmot

Monien immuunijärjestelmän osasten ja keskushermoston vuorovaikutus saa aikaan MS-taudin tautiprosessin. Heikentynyt näkö on usein taudin ensioire.

Hermosolussa on informaation viejäsäie, aksoni, jossa informaatio kulkee sähkökemiallisten viestien muodossa. Informaation parhaan kulun takaamiseksi viejähermosäikeitä peittää rasvaa sisältävä eristävä kerros, myeliini.

MS-taudissa *syntyy tyypillisesti tulehduspesäkkeitä* elimistön puolustajasolujen, mm. T- ja B- valkosolujen[1], "väärän" toiminnan tuloksena, so. **taudin relapsi** ("tauti on aktiivinen"). Nämä vaurioittavat ja hajottavat myeliiniä ja aksonia. Lopulta sähköisten viestien kulku keskushermostosta vaikeutuu tai estyy. Tästä seuraa monimuotoisia hermostollisia oireita. Näitä ovat tuntoaistin ja lihasten hallinnan häiriöt. Vauriokohtien paikka vaikuttaa oirei-

---

1   pieniä valkosoluja, imusolu=lymfosyytti, valkosolu=leukosyytti

den tyyppiin. Jos vaurio on esim. aivorungossa, tästä saattaa seurata ongelmia tasapainon hallitsemisessa kävellessä ja näköhermon vaurio vaikuttaa näkökykyyn.

MS-taudin pahenemisvaiheessa aivoihin tai selkäytimeen muodostuu tuoreita *tulehdus-muutoksia,* **aktiivisia plakkeja**, jotka näkyvät magneettikuvauksessa (MRI) signaalin voimistumisina. Plakit voivat olla kooltaan muutamasta millimetristä muutamaan senttimetriin. Tuoreet plakit ovat väriltään vaaleanpunaisia, kertoen tulehduksesta, joka vaurioittaa myeliiniä aksonin ympärillä. Lopulta plakit muuttuvat harmaiksi tai läpikuultaviksi. Akuutin *myeliinituhon (demyelinaation)* jälkeen myeliini voi korjautua. Korjautuminen ei ole kuitenkaan aivan täydellistä ja uusiutuvat pahenemisvaiheet heikentävät korjaantumista, ja lopulta vaurioituneen aksonin vaurion ympärille kasvaa *arpi (glioosi).* Kun myeliini on (lähes) korjautunut, niin oireet saattavat osin parantua, mutta ajan myötä tulehdusreaktion aiheuttama myeliinin, aksonien ja hermosolujen vaurio johtaa pysyvään toimintakyvyn heikkenemiseen.

Hermostovauriot voivat jossain määrin vaikuttaa myös aivojen kognitiivisiin toimintoihin eli tiedon omaksumiseen, keskittymiskykyyn, ongelmanratkaisuun ja muistiin. Kuitenkin yleensä MS-tautiin sairastunut pystyy elämään normaalia elämää hyvinkin pitkään.

Vaikka MS-tauti on keskushermoston valkean aineen tauti, niin taudin vaurioita on myös harmaassa aineessa, yleisimmin aivojen kuorikerroksessa ja selkäytimessä, jopa taudin alkuvaiheessa ennen relapseja. Harmaan aineen vauriot ovat vähemmän tulehduksellisia, ja niihin liittyy vähemmän syöjäsoluja ja lymfosyyttien tunkeutumista alueelle. Toisaalta voi pohtia, mikä on aivojen vasta äskettäin löydetyn lymfaattisen systeemin merkitys tässä ("terveilläkin" on normaalisti immuunisoluja aivoissa).

Koska normaalilta näyttävässä aivokuoressa on havaittu varhaisia hermorappeutumismuutoksia neuronien dendriittirangassa ilman demyelinaatiota tai autoimmuunista tunkeutumista keskushermostoon, jotkut tulkitsevat tämän niin, että MS-tauti on ensisijaisesti hermorappeutumasairaus.

Merkittävää aksonien katkeamista ja hermosolujen katoa on löydetty *harmaan* aineen MS-vaurioissa. Ko. vaurioiden kuvantaminen ei onnistu kovinkaan hyvin tavallisella MRI:llä vaan vaatii esim. diffuusio tensori -magneettikuvausta tai voimakkaampia magneettikenttiä (7 Teslan MRI). Harmaan aineen vauriot korreloivat hyvin palautumattoman toimintakyvyn aleneman kanssa. Aivokuoren harmaan aineen vauriot näyttävät olevan yleisempiä miehillä kuin naisilla, ristitulosuhde riski 3,6 – 7,0 (Calabrese). Ne osittain selittävät kognitiivisia ongelmia.

Remyelinaatiossa (uudelleenmyelinaatiossa) aivojen *oligodendrosyytti*-solut, jotka alun perin valmistivat myeliinitupen, eivät pysty aivan täydellisesti uudelleen rakentamaan tuhoutunutta tuppea. Keskushermosto voi kutsua oligodendrosyytti-solujen kantasoluja paikalle. Nämä kantasolut pystyvät erilaistumaan myeliiniä valmistaviksi oligodendrosyytti-soluiksi. Uudelleen muodostetut myeliinitupet ovat kuitenkin ohuempia ja vähemmän tehokkaita kuin alkuperäiset.

On epäilty, että tulehdusolosuhteet tai aksonituho estävät kantasolujen lisääntymisen ja erilaistumisen vaurioalueilla.

MS-taudin tyypilliset vauriokohdat koostuvat pienten laskimoiden ympärille tunkeutuneista tulehdussoluista, myeliinivaurioituneista aksoneista, vähentyneestä määrästä oligodendrosyytti-soluja, katkenneista aksoneista ja lisääntyneestä määrästä astrosyytti-soluja ja lopputuloksena tulleesta glioottisesta arpikudoksesta (ei-aktiiviset plakit).

Lisätietoa

Glioosi on prosessi joka johtaa arpiin keskushermostossa. Tällöin muodostuu tiheä sidekudoksinen verkko glia-soluista (hermoston tukisoluja, esim. astrosyytit) vaurioituneelle alueelle. Glioosia tavataan MS-taudissa ja halvauksessa.

Astrosyytti-solut osallistuvat ioni- ja kemiallisen tasapainon säätelyyn ja ovat osa veriaivoestettä. Astrosyytit antavat hermokudokselle mekaanista tukea; hermokudoksen vaurioituessa astrosyytit vaeltavat paikalle ja muodostavat arpikudosta.

Kaulan alueen selkäytimen on myös havaittu olevan MS-taudin kohteena jo ilman T-soluhyökkäyksiäkin, ja vauriot korreloivat toimintakyvyn aleneman kanssa. RR:ssä kaulan alueen selkäytimen aktiivisuus on lisääntynyt korvataksen vaurioita muilla alueilla. On näytetty diffuusiotensori-magneettikuvantamisella, että kaulan alueella on vauriota, jotka eivät näy normaaleissa magneettikuvissa, kuten on aivokuoressakin. MS-selkäydinsairauden kuva on riippumaton aivomuutoksista ja liittyy keskipitkän ajan toimintakyvyn alenemiseen. Siellä on myös harmaan aineen vaurioita (demyelinaatiota). Ruumiinavauksien perusteella yli 90 %:lla MS-potilaista löytyy selkäydinvaurioita.

Demyelinaatio voidaan jakaa neljään erilaiseen hahmoon, luokkaan I–IV. Tähän liittyen on ajateltu, että on useita MS-tauteja, joilla on eri immuunisyitä. Potilaan vauriot voidaan nykyään luokitella verikokeella, jolloin etsitään vasta-aineita 7 lipidiä vastaan, näistä neljä on kolesterolijohdannaisia. Näiden uskotaan korreloivan tautityypin ja ennusteen kanssa, ehkä jopa hoitovasteen kanssa.

MS-taudin tutkimiseen käytetään eläinkokeellista autoimmuuni-aivotulehdusmallia, *EAE*. Se toimii MS-taudin sairaustapahtumien mallina. Sillä ei voi kuvata etenevää MS-tautia, mutta RR-tautia se kuvannee kohtuullisella tarkkuudella: se kuvaa tulehduksen, demyelinaation, aksonikadon ja arpeutumisen (glioosin) muodostumisen. Monet nykyisin MS-taudissa käytettävät ja käyttöön tulevat lääkkeet on kehitetty, testattu ja validoitu EAE-mallin avulla.

MS-tauti ja perintötekijät

MS-tauti ei ole perinnöllinen sairaus. Kuitenkin jos perheessä on ollut MS-tautia, todennäköisyys, alttius, saada tauti kasvaa. Jos perheen yhdellä vanhemmalla on MS-tauti, lapsen riskin saada tauti on arvioitu olevan 2–5 %. Jos molemmat vanhemmat sairastavat MS-tautia, lasten riski on 10-kertainen verrattuna yleisesti väestön riskiin taudille. Tietyt kaksi geeniä kasvattavat sairastumisriskiä tautiin noin 30 %:lla.

MS-taudin riskiin on saatu liitettyä yli 200 riippumatonta geenikohtaa. Nämä selittävät kuitenkin vain pienen osan taudin havaituista piirteistä, joten on vielä havaitsemattomia geneettisiä tekijöitä tai vielä todennäköisemmin, ympäristötekijöitä, jotka selittävät taudin havaittuja piirteitä. MS-tauti jakaa huomattavan osuuden geenien riskialleeleista useiden muiden autoimmuunisairauksien kuten tyypin 1 diabeteksen, reuman ja Crohnin taudin kanssa (Crohn saattaa ehkä olla immuunisairaus); osuus on korkein monimutkaisten tautien joukossa. Tämä vahvistaa, että MS-tauti on ytimeltään autoimmuunitauti ja alttius sille on peritty riski, jota muut geneettiset ja epi-geneettiset tekijät muovaavat yhdessä ympäristötekijöiden kanssa saaden aikaan riittävän syy sairaudelle.

Lisätietoa
Antigeeni on mikä tahansa molekyyli, joka aiheuttaa elimistössä immuunivasteen eli puolustusreaktion.

Osa geeneistä, jotka ovat yhteydessä MS-tautiin, liittyy ihmisen valkosoluantigeeni–rakenteeseen (HLA). HLA on ryhmä geenejä kromosomissa numero 6, joka toimii pääkudosyhteensopivuuskompleksina, MHC. Erityisesti MS-taudin ja MHC:n alleelien DR15 ja DQ6 assosiaatio on tunnettu löydös; jotkin muut kohdat, kuten HLA-C554 ja HLA-DRB1*11, omaavat suojaavan vaikutuksen MS:lle. On arvioitu, että HLA erot selittävät 20–60 % geneettisestä alttiudesta tautiin. Ainakin 13 MS-tautiin liittyvä HLA-geenipaikkaa on tunnistettu.

HLA-molekyylit (Human Leukocyte Antigen) ovat immuunipuolustuksen toiminnan perusta. Ihmisen jokaisessa solussa on HLA- molekyylejä, jotka esittelevät solun sisäisiä proteiineja. HLA-geenialue on noin neljän miljoonan emäsparin pituinen DNA-alue kromosomissa 6, MHC. Geenialue koostuu kolmesta luokasta, luokat I, II ja III.

MS-tauti ja ympäristötekijät

Ympäristötekijät vaikuttavat tautiin sairastumiseen. Näitä ovat esim. virukset ja bakteerit. Monet havainnot osoittavat Epstein-Barr-viruksen (EBV = ihmisen herpesvirus 4) mahdollisen osallisuuden MS-taudin synnyssä. EBV tarttuu erityisesti limakalvokontaktissa, esimerkiksi suudellessa. Noin 95 % 35–40-vuotiaista on saanut EBV-viruksen elämänsä aikana. Se käyttää CD21-reseptoria aiheuttamaan infektioita B-soluissa. EB-viruksella on onkogeenista potentiaalia: se voi muuttaa isännän B-lymfosyyttisoluja. On havaintoja, että ko. virus kulkeutuu aivoihin immuunisolujen, B-lymfosyyttien, mukana. Vaikka siellä se ei leviäkään aktiivisesti, se lähettää pienistä RNA-molekyyleistä koostuvaa kemiallista viestiä, joka aktivoi immuunisysteemin, tai se saa aikaan T-lymfosyyttivasteen synnyttäen tulehdusta (esim. mukana CD4+ T-, CD8+ T-solut). Monia erilaisia mekanismeja EB-viruksen T-solujen aktivaatiolle on esitetty. Alttius MS-taudille EB-viruksen infektion jälkeen liittyy perinnöllisesti määräytyvään em. T-lymfosyyttien määrälliseen puutteeseen; normaalisti nämä pitävät EB-viruksen tiukassa kontrollissa.

On myös saatu todisteita, että muutkin virukset, kuten *HERV-ryhmän* (Human Endogenous Retrovirus) virukset voivat olla MS-taudin syykomponenttina tai laukaista taudin pahenemisia. Niinpä on kokeiltu viruksien lisääntymistä estäviä lääkkeitä MS-taudissa, esim. HIV-lääke Raltegravir. HIV-potilailla MS-tauti on selvästi harvinaisempaa (-60 %) kuin muulla väestöllä, syy tähän on epäselvä (HIV vai sen lääkkeet). *Vuonna 2019* on kliinisen tutkimuksen kohteena *Temelimab*-vasta-aine, joka neutralisoi MS:ään liittyvän her-viruksen kuoriproteiinia, jota tavataan erityisesti MS-aktiivisilla tuhoalueilla. Tämä saattaa parantaa myeliinin korjaussysteemiä, koska em. proteiini saattaa aktivoida synnynnäisen immuunivasteen, joka heikentää ko. korjaussysteemiä. Lisäksi se estää hermosoluja tuhoavaa prosessia. Eli Temelimab saattaa olla hyödyllinen myös etenevissä tautimuodoissa.

MS-tauti on yleisempää kauempana päiväntasaajasta, ja ultraviolettisäteilyn pienempi saanti saattaa liittyä MS-tautiin esim. D-vitamiinin saannin vähäisyyden kautta. On näytetty, että D-vitamiinin saannilla on vaikutusta CD8+ T -määriin.

MS-taudilla on havaittu olevan paikallisia korkean ilmaantuvuuden ryvästymiä. Jos henkilö muuttaa ennen 15 ikävuottaan pois korkean MS-taudin ilmaantuvuuden alueelta matalamman ilmaantuvuuden alueelle, henkilön riski saada tauti alenee.

MS-taudin eteneminen

MS-tauti vaikuttaa ihmisiin hyvin eri tavoin, ja taudin kulkua on vaikea ennustaa yksilötasolla. Lisäksi tulevaisuuden ennustaminen on taudissa hankalaa sen vuoksi, että lääkehoidot ja muut hoidot kehittyvät koko ajan. Pitkien historiallisten seurantatutkimusten tuloksia ei voida suoraan käyttää ennustamaan tulevaa taudin kulkua, vaikka unohdettaisiin yksilöiden erilaisuus.

Pitkäaikaisten historiallisten seurantojen perusteella MS-taudissa erotetaan kolme päämuotoa sen etenemisen/oireilun tyypin mukaan, vaikka nämä voivat olla oikeasti osittain päällekkäin.

Aaltomaisesti etenevässä (**RR** = relapsoiva-remittoiva taudinmuoto) tautimuodossa esiintyy ajoittain selkeitä päiviä tai viikkoja kestäviä pahenemisvaiheita, relapseja, joiden välillä neurologiset oireet lieventyvät tai häviävät kokonaan.

Pahenemisvaiheen saa aikaa keskushermostoon ilmaantuva tulehdus, jolloin immuunisolut, T- ja B-lymfosyytit, reagoivat myeliiniin liittyviin peptideihin (aminohappoja) ja tämä johtaa myeliinituhoon.

Lisätietoa

Tällaisia aktivoivia peptidejä ovat ehkä myelinin perusproteiinin (MBP), myeliini-oligodendrosyytti-glykoproteiinin (MOG) ja proteteolipidiproteiinin peptidit.

McDonaldin kriteerien avulla RR-diagnoosi voidaan tehdä jo yhden pahenemisvaiheen jälkeen, jos magneettikuvauksesta on saatu riittävästi tietoa.

Jos MS-tauti ei näytä aiheuttavan vaurioita tarkasteltuna magneettikuvauksella, eikä oireita esiinny, määritellään että sairaus ei ole sillä hetkellä aktiivinen.

Joskus voi esiintyä myös plakkeja, jotka eivät aiheuta mitään havaittavia oireita. Nämä tunnetaan "hiljaisina" vaurioina (leesioina). Tällaiset voivat vaurioittaa aktiivisesti keskushermostoa "salaa". Tämä voidaan havaita vain magneettikuvauksella.

Oireiden voimakkuus ja ilmenemistapa riippuvat tulehduksen määrästä ja sijaintipaikasta. Esim. virtsatieinfektio, kuume tai stressi/masennus voi lisätä aikaisempia tuttuja MS-oireita.

Pahenemisvaiheiden aikaväli vaihtelee suuresti, muutamasta viikosta muutamiin vuosiin saakka. MS-tauti alkaa aaltomaisesti etenevänä noin 80–85 %:lla potilaista.

Ajan mittaan toipuminen pahenemisvaiheista ei tapahdu täydellisesti. Osa oireista jää pysyviksi, sillä vähitellen myeliinin uusiutumiskyky heikkenee ja vaurioita muodostuu enemmän kuin uutta myeliiniä muodostuu ja aksonien toiminta heikkenee.

Aaltomaisesti etenevä MS-tauti muuttuu vuosien kuluessa useimmiten *jatkuvasti eteneväksi*: mediaaniaika sairauden alusta on historiallisesti 7–13 vuotta, 20 vuoden kuluttua taudin diagnoosista n. 1/6–1/5 RR-potilaista oli vielä RR-tautimuodossa, Scalfari 2015. Tällöin alkavaa MS-tautimuotoa kutsutaan toissijaisesti eteneväksi (**SP** = sekundaarisesti progressiivinen tautimuoto). Silloin tauti etenee johdonmukaisesti, mutta kuitenkin satunnaisia relapseja ja vähäisiä lievittymisiä voi esiintyä.

MS-taudin eteneminen voi vaihdella huomattavasti potilaasta toiseen. On myös havaittu, että MS-taudissa tietyn toimintakyvyn alentumisen tason, (E)DSS 6, jälkeen eri potilaiden taudin etenemisnopeuksien erot kaventuvat keskimäärin selvästi. Toki lääkehoidolla voidaan aina aaltoilevassa tautimuodossa hidastaa tautia, pian myös etenevässäkin muodossa.

Joillakin potilailla tauti pysyy kuitenkin aaltomaisesti etenevänä koko eliniän ajan. Uudet hoidot tulevat parantamaan tuloksia pitkissä seurannoissa.

Kiinnostava kysymys on, kuinka paljon ja kuinka monella RR-potilaalla voidaan tautiin vaikuttavalla hoidolla estää tai selvästi siirtää SP-muodon alkamista. On saatu joitakin erinomaisia seurantatuloksia tästä. Lisää dataa saadaan tästä tulevaisuudessa.

Jos toimintakyvyn alenemaa kertyy taudin alusta lähtien mutta selkeitä pahenemisvaiheita ei ole lainkaan sekä on korkeintaan lyhytkestoisia taudin jonkinasteisia lievittymisiä, MS-tauti on *ensisijaisesti etenevä* (**PP** = primaaristi progressiivinen); näitä on 10–15 % MS-tautipotilaista. PP:ssä oireet johtuvat pääasiassa neurologisen toiminnan heikentymisestä (toimintakyvyn alenemisesta hermosolujen vaurioitumisen vuoksi) mutta siinäkin voi olla ajoittaisia relapseja ja/tai magneettikuvissa (MRI) uutta taudin aktiivisuutta. PP:ssä on siis vähemmän tulehduksia ja sen seurauksena vähemmän plakkeja, joissa on myös vähemmän tulehdussoluja kuin RR:ssä. PP-potilailla on tyypillisesti enemmän vauriokohtia selväytimessä kuin aivoissa. Sukupuolijakauma PP:ssä on likimäärin tasainen toisin kuin RR:ssä, jossa naisia on suhteellisesti enemmän. PP:n keskimääräinen alkamisikä on noin 10 vuotta suurempi kuin RR:ssä. PP on vaikeammin diagnostisoitava ja hoidettava kuin RR. PP:hen on hyväksytty Ocrevus- (ocrelizumab) lääke vuonna 2018 Euroopassa ja USA:ssa.

Aivo- ja selkäydintulehdusta esiintyy RR-, PP- ja SP-muodoissa, tulehduksen voimakkuus laskee taudin keston kasvaessa. Se, että onko tulehdus etenevässä taudissa hermosolurappeutumisen syy vai seuraus, on kuitenkin epäselvää. Kysymys, onko RR-taudin ja etenevän taudin tulehduksen luonne laadullisesti (kvalitatiivisesti) samanlaista, on ratkaisematta.

Noin 20–30 %:lla potilaista on suhteellisen hyvänlaatuinen MS-tauti ja sairauden vaikutukset pysyvät vähäisinä 10–15 vuoden ajan tai pitempään; joillakuilla tauti on hyvin lievä, pysyen taustalla loppuelämän ajan. Jotkut MS-potilasta jaksavat työskennellä eläkeikään asti ja useimmat vuosikymmeniä sairastuttuaan.

Lisätietoa
Eläinkoe EAE-malli MS-taudin tautiprosessiin (RR-tauti)

Kuvassa 2, alla esitetään tärkeimpiä tekijöitä eläinkoemallissa (EAE) MS-taudin perustulehdusprosessille.

T-solut keskushermoston ulkopuolella **aktivoituvat** viruksen tai muun antigeenin toimesta. Näillä antigeeneilla on molekulaarista samankaltaisuutta jonkin keskushermoston antigeenin kanssa. Nämä T-solut kykenevät tuottamaan tulehdus-sytokiineja ja voivat erilaistua tai niillä on kyky erilaistua aktivoitumalla Th1-soluiksi (tuottavat interferoni-gammaa, IFN-gamma) tai Th17-soluiksi (tuottavat interleukiineja: 17,22,21) tai soluiksi, jotka tuottavat molempia.

Aktivoidut T-solut lisäävät integriinien (integriinit ovat solun pinta-reseptoreja toimien siltana solu-solu ja solu-ulkoiset molekyylit -vuorovaikutuksissa, ks. esim. VLA-4, vrt. natalitsumabin efektit) määrää ja näin kykenevät läpäisemään aivoveri-esteen. Muut immuunisolut, kuten B-solut ja ja monosyytit/syöjäsolut, vaeltavat keskushermostoon kemokiinin (sytokiineja) houkuttelemina jo läpäistyn aivoveriesteen lävitse. Siellä ne tapaavat aikaisempaa antigeenia muistuttavan uuden antigeenin, todennäköisesti myeliinistä peräisin olevan, jota esittelevät keskushermoston pysyvät tai sinne vaeltaneet antigeeneja esittelevät solut (APC). Nämä voivat olla syöjäsoluja/mikrogliasoluja ja jossain tapauksissa dendriittisoluja tai astrosyyttisoluja. Kun autoreaktiiviset T-solut tapaavat uuden antigeenin, ne aktivoituvat uudelleen, erilaistuvat ja tuottavat ominaisiaan sytokiinejä. Nämä sytokiinit aktivoivat naapuri-immuuni- tai hermoston soluja ja vetävät lisää tulehdussoluja keskushermostoon. Näistä erityisesti aktivoitujen syöjäsolujen ajatellaan aiheuttavan epäsuorasti ja suorasti tuhoa. Syöjäsolut syövät myeliiniä.

Vasta-ainevälitteisen immuunivasteen osat ja sen välittäjät myöskin osallistuvat vahinkoon komplementin aktivoitumisella, suoralla sytokiinien solumyrkyllisyydellä, typpioksidilla, reaktiivisella hapella ja muilla typen yhdisteillä. Plasmasolut tuottavat vasta-aineita, jotka voivat sitoa ja aktivoida komplementtiä sekä synnyttää vasta-aineriippuvaista solumyrkyllisyyttä.

Th2-solut saattavat lisätä vasta-aineiden tuotantoa tuottamalla "pahaa" interleukiini 4:ää. CD8+-solumyrkylliset T-solut saattavat vielä lisätä tuhoa lisäämällä sytokiinituotantoa, kuten myös granzyymin (saa aikaan solukuoleman) ja perforiinin (saa aikaan soluun reikiä) tuotantoa sekä myös suoraan katkaisemalla aksoneita.

Tulehduksen häviäminen, joka voi olla myös vain osittaista tai uudelleen puhkeavaa, tapahtuu, kun tulehduksen vastaiset sytokiinit, esim. interleukiini 10 ja muut immuunisäännöstelevät mekanismit, kuten säätelijä T-solut (Treg-solut) tai NK-solut (luonnolliset tappaja-solut), tulevat peliin mukaan.

Lopputuloksena on myeliinin tuhoutumista ja myös sen täydellisen uudelleen korjautumisen puutetta, varsinkin toistuvien vaurioiden jälkeen. Lisäksi aksonit tuhoutuvat, jos/koska ne ovat myeliiniä vailla ja enemmän alttiina rasitukselle, huonolla ravitsemuksella ja osittain myös aineenvaihdunnallisen vaurion ja walleerisen degeneraation kohteena katkaisukohdasta eteenpäin: poispäin hermosolun keskuksesta oleva osa tuhoutuu vähitellen.

Kuva 2. MS-taudin eläinmalliin (EAE) perustuva kuvaus MS-taudin sairausprosessiin (RR) liittyvistä *päätekijöistä*.

Kuvan keskellä on **aivoverieste**. MIP-1 on syöjäsolun (makrofagin) erittämä tulehdusvalkuaisaine (kemokiinejä, kuuluvat sytokiineihin); CCL2 on usein monosyytteihin liittyvä kemokiini (sytokiini), joka on läsnä keskushermoston tulehdusprosesseissa; TGF-beta on kasvutekijä; NO on typpimonoksidi; osteopontin on glykoproteiini, joka on mukana immuunisäätelijänä (modulaattorina), joka mm. aktivoi soluja ja on mukana sytokiini-tuotannossa; APC on antigeenin esittelijä (voi olla denriitti-, syöjä- tai migroglia-solu); IL 23,12 interleukiini-sytokiineja; TNF kasvainkuoliotekijä. Glutamaatin vapautuminen (esim. astrosyyteistä) aiheuttaa aksoni- ja myeliinituhoa, se myös houkuttelee lisää autoreaktiivisia T-soluja ja aiheuttaa tulehduksen säätelijä T-solujen ohjelmoidun kuoleman (apoptoosin), vrt. Mechanisms of glutamate toxicity in multiple sclerosis: biomarker and therapeutic opportunities; Richard Macrez, Peter K Stys, Denis Vivien, Stuart A Lipton, Fabian Docagne; Neurology Vol 15 September 2016.

Kuva 2.

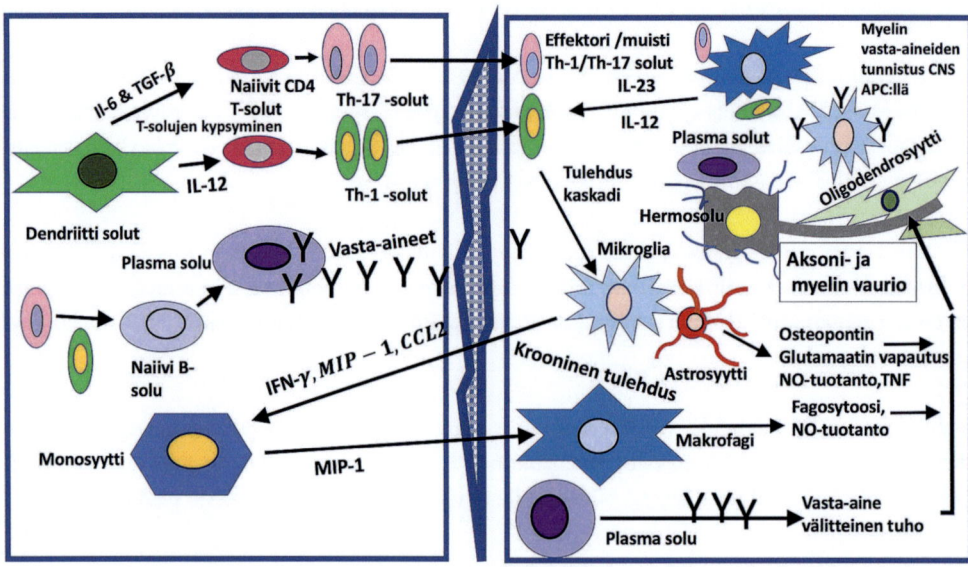

Lähde (mukailtu): Experimental autoimmune encephalomyelitis (EAE) as a model for multiple sclerosis (MS); Cris S Constantinescu, Nasr Farooqi, Kate O'Brien and Bruno Gran; Experimental autoimmune; British Journal of Pharmacology (2011) 164, 1079–1106.

Hankitun immuunijärjestelmän T-solujen lisäksi B-solujen ja synnynnäisen immuunijärjestelmän roolia MS-taudissa on myöskin tutkittu. Useimmat kokeelliset mallitulokset viittaavat efektori-T-solujen ja/tai säätelijä-T-solujen toiminnan puutteiden välttämättömään rooliin MS-taudissa. Monet tehokkaat lääkkeet MS-taudissa estävät aktivoitujen T-solujen vaeltamista aivoihin tai poistumista imukudoksesta.

Uudet MS-hoidot (esim. Ocrevus), joissa tuhotaan B-soluja, joiden pinnalla on CD20-pintamarkkeri, ovat melkein täysin sammuttaneet MS-taudin tulehdusaktiivisuuden. Tämä vaikutus tulee kuitenkin uusien havaintojen perusteella todennäköisesti hoidon epäsuorasta vaikutuksesta T-soluprofiiliin, jolloin esimerkiksi CD4+ Th1-efektori-solujen osuus laskee ja CD4+ säätelijä-T-solujen osuus kasvaa merkitsevästi.

MS-TAUDIN LÄÄKKEET

Äkillisiä taudin pahenemisvaiheita hoidetaan suurilla kortisoniannoksilla, ja niiden välisenä aikana potilaita hoidetaan taudin kulkuun vaikuttavilla lääkkeillä, DMT (kuten beetainterferoni tai natalitsumabi). Kontrasti-MRI:ssä (gadoliini-varjoaine) voidaan nähdä aktiiviset vauriokohdat jopa 6 viikkoa taudin aktivoitumisen jälkeen.

RR-taudin hoitojen tarkoituksena on vähentää tulehdusta vaikuttamalla *leukosyytteihin (valkosoluihin)*, niiden kulkeutumiseen sekä kemokiineihin, sytokiineihin ja niiden reseptoreihin.

Nykyisin käytetyt hoidot RRMS-taudissa pyrkivät muuttamaan immuunisysteemin yleistä toimintaa eivätkä erottele laukaisevia tekijöitä (antigeenit), joihin hoito voisi kohdistua, jolloin potilaan riskit saada ajan kanssa infektioita tai jopa syöpää eivät kasvaisi. Eräitä peptidejä, mm. myeliinin perusproteiinia (MBP), onkin kokeiltu hieman muunneltuina ja alhaisina pitoisuuksina relapsien estohoidossa, jolloin elimistön reagointia on saatu kuriin ("siedätyshoitoa" ihon kautta) ja relapsien määrää laskettua tilastollisesti merkittävästi, myös MRI-vaste.

Relapsien hoito on samanlaista sekä RR:ssä että SP:ssä. Vaikka suurin osa potilaista näyttää omaavan ainakin jonkin verran spontaania toipumiskykyä, yleensä suositellaan relapsien hoitoa, ainakin jos relapsissa on tärkeän toiminnan häiriöitä. Ensisijainen hoito on perinteisesti ollut, jos potilas ei ole sille allerginen, kortikostreroidit (kortisoni). Ne lyhentävät relapsin kestoa ja kiihdyttävät toipumista, mutta ei ole vakuuttavaa todistusta siitä, että ne vaikuttaisivat toipumisen kokonaisasteeseen tai taudin pitemmän aikavälin kulkuun.

RRMS-taudin potilaiden hoidossa päämäärä on vähentää relapsien määrää ja niiden vaikeusastetta ja estää tai viivyttää etenevän (SP) vaiheen alkamista. Erityisesti aiemmin tähän on yritetty päästä immuunosupressiivisilla lääkkeillä, mutta tämä hoito ei ole saanut yleistä hyväksyntää rajallisen tehon ja myrkyllisyyden vuoksi. Nykyisin pyritään enemmän käyttämään immuunisysteemin muovaajia (esim mabit) kuin sen toiminnan dumppaajia.

Noin 10–20 %:lla potilaista MS-tauti on melko hyvänlaatuinen, ja he eivät ehkä tarvitse taudin kulkua muuttavaa lääkitystä. Muutoin hoidon aloitusta ei saa jättää siihen vaiheeseen, jolloin taudista on jo tullut pysyvää haittaa, sillä hoito ei korjaa jo tulleita taudin (pysyviä) vaurioita.

Nykyään on paljon keskusteltu mahdollisista varhain aloitetun melko aggressiivisen hoito-linjan eduista (RR)MS-taudissa suotuisan noin 3 vuoden ikkunan sisällä taudin diagnoo-sista. Hankaluutena on, että osalla tauti on lopulta vähintään suhteellisen hyvänlaatuinen, minkä ennustaminen on vaikeaa, ja hoitoihin voi aina liittyä haittoja. Joka tapauksessa on havaittu, että varhainen hoito taudin kulkua muuntavalla hoidolla (**DMT**) tuottaa paremman tuloksen kuin myöhään aloitettu hoito.

Relapsien keskimääräinen ilmaantuvuus RR-taudissa on noin 0.5 / vuosi (ARR = 0.5), mutta vaihtelee paljon, riippuen tietenkin myös lääkehoidosta. Relapseihin liittyvä toi-mintakyvyn kerääntyvä aleneminen ei selitä etenevään tautiin liittyvää toimintakyvyn alenemista. SP-muodon etenemisvauhti ei juurikaan korreloi aikaisempien relapsien luku-määrään eikä vakavuuteen. Relapseihin liittyvien plakkien koko saattaa kasvaa etenevässä taudissa MRI-kuvissa.

Aaltoilevasti etenevän MS-taudin etenemistä voidaan nykyään hidastaa lääkehoidolla. Lääkkeet vähentävät pahenemisvaiheiden määrää ja sairauteen liittyvän haitan kertymistä. Näitä tulee, erityisesti monoklonaalisia vasta-aineita, mabeja, uusia vuosittain useitakin.

Ensilinjan lääkkeet: (esim beetainterferoni)
Turvallisia, mutta rajallinen teho, 20–30 %:n vähentyminen relapsien ilmaantuvuuteen verrattuna plaseboon.

Toisen linjan lääkkeet: (esim. fingolimodi=Gilenya, fumeraatti=Tecfidera, natalitsu-mabi = Tysabri), 50–60 %:n vähennys relapsien ilmaantuvuuteen verrattuna plaseboon. Etuja: otto suun kautta paitsi natalitsumabi (Tysabri)
Haittoja enemmän kuin ensilinjan lääkkeissä.

Kolmannen linjan lääkkeet: (esim. alemtutsumabi=Lemtrada, on laskimoon annet-tava), 70–90 %:n vähennys relapsien ilmaantuvuuteen verrattuna plaseboon. Haitat vakavampia kuin toisen linjan lääkkeissä.

Ensilinjan MS-lääkkeet ovat pistoshoitoja. Osa uusista lääkkeistä on tabletteja. Beetain-terferoni ja glatirameeriasetaatti ovat ensilinjan MS-lääkkeitä, toisen linjan lääkkeitä ovat mm. natalitsumabi (Tysabri) (laskimoon annettava), fingolimodi (Gilenya), teriflunomidi (Aubagio) ja dimetyylifumaraatti (Tecfidera) sekä kolmannen linjan lääkkeinä alemtutsumabi (Lemtrada),

Uusien hoitojen pitkäaikaisen käytön turvallisuus selviää vasta ajan myötä.

Ensimmäisiä hyväksyttyjä taudin kulkuun vaikuttavia lääkkeitä ovat beetainterferoni 1 a ja b sekä glatirameeriasetaatti. Nämä ovat immuunijärjestelmän muovaajia ennemminkin kuin sitä vaimentavia, immunosuppressiivisia.

Joillakin ihmisillä alkaa kehittyä neutralisoivia vasta-aineita joillekin MS-lääkkeille, ja ajan kuluessa tämä estää lääkkeen vaikutuksen. Tämä nähdään verikokeilla. Tällöin lääke on tietenkin vaihdettava toiseen.

Beetainterferoni 1b hyväksyttiin MS-taudin hoitoon jo 1993. Se vähentää akuutin tulehduksen määrää MS-taudissa ja taudin etenemistä, viivyttää aikaa joutua pyörätuoliin keskimäärin yhdellä vuodella ja vähentää vauriokohtia MRI-kuvissa verrattuna plaseboon (= yleensä "tehoton" hoito). Keskimääräinen viivytysaika vuosi voi kuulostaa pieneltä, mutta kannattaa muistaa sytostaattien keskimääräinen 3 kk:n lisäelinaika: tärkeää on myös aikojen hajonta eri potilailla. Lääkkeen haittoihin kuuluvat flunssan kaltaiset oireet, kohonneet maksaentsyymit ja pistokohdan reaktiot.

Beetainterferoni 1a:n vaikutukset ovat samankaltaisia kuin 1b:llä.

Lisätietoa

Glatirameeriasetaatti on synteettinen koplymeeri, joka on immunologisesti samankaltainen kuin myeliinin perusproteeini. Sillä on saatu kliinisissä kokeissa jopa 29 %:n vähenemä vuosittaisissa relapsimäärissä (riippuu tietenkin lääkeannoksesta). Sen teho on myös todistettu MRI-tutkimuksilla.

Beetainterferoni ja glatirameeri-asetaatti ovat "epämukavia" (annetaan pistoksina).

Fingolimodi (Gilenya) on ensimmäinen suun kautta otettava MS-lääke, joka vähentää akuuttien pahenemisvaiheiden lukumäärää ja viivästyttää toimintakyvyn alenemista. Lääkkeen tarkka toimintamekanismi on tuntematon, mutta se mukauttaa erään g-proteiinireseptorien osajoukon ja välittää lysofosfolipien vaikutuksia. Tämä johtaa lymfosyyttien eristämiseen imusolmukkeisiin ja vähentää näiden kulkeutumista hermostoon. Lääke saattaa vaikuttaa remyelinaatioon. Fingolimodiin saattaa liittyä sydämen hidaslyöntisyttä ja QT-aallon pitkittymistä sydänfilmissä. Lääke saattaa aiheuttaa PML-infektion (ks. natalitsumabi-kohtaa). Todettuja tapauksia on maailmalla ainakin 3 kpl.

Teriflunomidi (Aubagio) on suun kautta otettava pyrimidiinisynteesin estäjä, joka laskee T- ja B-valkosolujen aktivaatiotasoa ja näiden reagointia elimistön omille immuunijärjestelmän ärsykkeille (antigeeneille). Teriflunomidi vähentää relapsien määrää ja viivästyttää taudin etenemistä sekä parantaa neurologista toimintaa. Siihen saattaa liittyä maksamyrkyllisyyttä ja alkion epämuodostumisia. Aineen poistuminen elimistöstä saattaa kestää jopa kuukausia, maksaoireet vaativat aineen nopeaa poistamista elimistöstä hiilen tai sappihappojen sitojalla. Teriflunomidiin liittyy pitkä lista mahdollisia haittavaikutuksia, kuten ääreishermosärkyjä, munuaisongelmia, elektrolyyttien epätasapainoa ja keuhko-ongelmia.

Dimetyylifumeraatti (Tecfidera) on myös suun kautta otettava lääke, joka aktivoi Nrf2-reaktiopolun, antioksidanttivasteen reaktiopolun solupuolustuksessa oksidatiiviselle stressille. Lääke vähentää relapsien määrää (40–50 %) ja hidastaa toimintakyvyn alenemista (20–40 %). Myös MRI-kuvissa vauriokohdat vähenevät.

Tecfidera estää tulehdusta lisäävän sytokiini-tuotannon estämällä Tollin kaltaisen reseptorin käynnistämää M1 ja K63 -ubikitiiniketjun muodostumista. Eräät tutkimukset ovat vihjanneet, että lääke laskee joidenkin T-solujen määriä niin paljon, että puolustuskyky virusinfektioita vastaan laskee (esim. lisää riskiä vyöruusulle). Lääke saattaa aiheuttaa PML-infektion (ks. natalitsumabi-kohtaa). Todettuja tapauksia on ainakin 4 kpl lokakuuhun 2015 mennessä. Lääkkeeseen saattaa liittyä mm. ruuansulatuskanavan oireilua.

Natalitsumabi (Tysabri) on monoklonaalinen (ihmisen tekemä) vasta-aine, joka viivästyttää toimintakyvyn alenemaa ja akuuttien pahenemisten lukumäärää MS-taudissa.

Natalitsumabi sitoutuu VLA-4 (α-4) -integriiniin (integriinit ovat solun pinta-reseptoreja, toimien siltana solu-solu ja solu - ulkoiset molekyylit -vuorovaikutuksissa) ja estää sitoutumisen sen reseptoreihin. Natalitsumabi estää T-solujen pääsyä aivoihin ja selkäytimeen, sillä T-solujen pääsy sinne vaatii VLA-4:ää.

Natalitsumabi alentaa uusien relapsien määrää 70 %:lla ja magneettikuvissa uusi tautiaktiivisuus laskee 90 %:lla. Lääkkeeseen saattaa liittyä harvinaista JC-viruksen (John Cunningham -nimisen potilaan mukaan) aiheuttamaa etenevää aivojen monikeskustulehdusta, PML, jossa oligodendrosyytti-soluja tuhoutuu ja tapahtuu demyelinaatiota, kuten MS-taudissa. PML: ään liittyy korkea kuolleisuus (MS-potilailla 20 % luokkaa, muilla jopa 90 %) ja eloonjäävillä suurella osalla on vakava vammautuneisuus.

Yli puolella MS-potilaista on tämä virus, ja lääke saattaa aktivoida viruksen sekä myös muita uinuvia viruksia kehossa. Noin 6 %:lla käyttäjistä lääkkeelle muodostuu neutralisoivia vasta-aineita.

Jos on käyttänyt jo aiemmin immuunosuppressiivista lääkettä, Natalitsumabin PML-riski suurenee (esim. jos on käyttänyt mitoksantronia, mutta ei, jos on käyttänyt esim. glatirameeriasetaattia, joka on immuunijärjestelmän muovaaja, ei "dumppaaja"). Jos lääkettä käyttää yli kaksi vuotta, niin riskit kasvavat monissa tapauksissa. Noin 4/1000 lääkkeen käyttäjistä saa PML:n; jos lääkkeen käyttäjällä on JC-virus, käyttää lääkettä yli kaksi vuotta ja lisäksi on käyttänyt immuunosuppressiivista lääkettä, niin riski (arvio v. 2016) saada PML on noin 1/44.

Ilman riskitekijöitä PML-riski lääkkeen käytön aikana on alle 1/10 000. Vuoden 2015 marraskuuhun mennessä 600/140 000 Tysabrin käyttäjästä on saanut PML:n. Suomessakin on joitakin (n. 8 kpl) PML:n saaneita MS-potilaita. Verikokeella voi todeta, onko joskus sairastanut JC-virusinfektion, sen vasta-aineista; kokeita on jatkettava käytön aikanakin. Jos lopettaa lääkkeen käytön, PML:ää on varottava 6 kk :n ajan. PML:n oireet ovat samoja kuin relapsienkin: kömpölyyttä, heikkoutta toisella puolella, muutoksia puheessa, näkökyvyssä ja ajattelussa. PML:n korkean riskin potilaita monitoroidaan 3–6 kk:n välein mm. MRI-tutkimuksilla. Annetaan laskimoon 4 viikon välein. Ei toimi MS-taudissa, jos siinä ei ole relapseja (tutkimus v. 2015).

Mitoksantroni (Novantrone) on kemoterapeuttinen aine, joka vähentää neurologista toimintakyvyn alenemaa ja/tai relapsien lukumäärää, jopa SP-tautimuodossa joidenkin tulosten mukaan. Se on hyväksytty myös PPMS-tautiin. Jos potilas ei ole hyötynyt muista MS-lääkkeistä, mitoksantroni voi tulla kyseeseen korkeintaan silloin. Sen käyttöä rajoittaa sen sydänmyrkyllisyysriski ja myös kohonnut riski akuutille myeloidiselle leukemialle. Mitoksantronin hyöty/riski-profiili on kiistanalainen. Erityisesti riski saada hoitoon liittyvä promyelosyyttinen myeloidinen leukemia, jossa kuolinriski on 50 %, on johtanut lääkkeen käytössä rajoituksiin. Lääke lisää myös paksusuolen syövän riskiä jonkin verran. Meta-analyysin perusteella on saatu arvio, että lääkkeen leukemiariski on 0,81 %. Riski vaihtelee eri maissa, ja yksilön riski riippuu esim. geneettisistä tekijöistä. Riskitekijäksi on saatu lääkkeen käytön aloitusikä, korkea ikä lisää syöpäriskiä. Odotusarvo on, että aina hoitamalla 123 potilasta yksi saa leukemian, jos hoidetaan tarpeeksi pitkään.

Taudin kulkuun ei-vaikuttavista lääkkeistä mainitaan tässä (Dal)fampridiini (Ampyra), joka on kaliumkanavan sulkija. Kalium-kanavat ovat eräänlaisia huokosia hermosäikeiden pinnalla. Kun nämä suljetaan, saattaa hermon signaalinkuljetus- ja liikuntakyky parantua. Näin MS-taudin myeliinituhon vaikutuksia saadaan pienennettyä. Tämän lääkkeen vaikuttavuus on jossain määrin epäselvä. Joissain tutkimuksissa on saatu, että 10 mg / päivä lisää kävelynopeutta ja jalan lihasvoimaa.

Muita monoklonaalisia vasta-aineita

Uusia monoklonaalisia vasta-aineita kehitellään nykyään tiuhaan tahtiin MS-taudin hoitoon.

Alemtutsumabi (Lemtrada) on monoklonaalinen vasta-aine, joka on hyväksytty hoidoksi B-solukrooniseen lymfosyyttiseen leukemiaan. Varhaiset kliiniset kokeet ovat todenneet sen olevan interferonia vaikuttavampi. Sen kohde on T- ja B-lymfosyyttien pinnalla oleva proteiini CD52, johon se sitoutuu ja hajottaa solun. Aine saattaa lisätä melanooman ja muiden syöpien riskiä, infuusioreaktioita sekä autoimmuunireaktioita. Hoidon aikana on suurentunut herpesinfektion (esim. sytomegalovirus, yskänrokko) ja listeriainfektion uhka.

Daklitsumabi ja **Ocrelitsumabi (Ocrevus)** ovat myös monoklonaalisia vasta-aineita ja ovat lupaavia hoitoja MS-taudissa jopa etenevässä muodossa. Ocrelitsumabi on saanut USA:ssa FDA:n palkinnon läpimurtolääkkeenä PPMS-tautiin 2016, ja se on hyväksytty monissa maissa RRMS- ja PPMS:ään. Se vähentää relapsien uhkaa jopa 80 %:lla. Myös siihen saattaa liittyä jonkinasteinen syöpäriski.

MS-taudin hoitoon käytettävän Daklitsumabi-valmisteen käyttöön on tullut uusia rajoituksia maksahaittojen vuoksi.

Cladribine (Mavenclad) on aikanaan hyllytetty Euroopassa sen syöpää kohottavan riskiepäilyn vuoksi; se on tarkoitettu hyvin tulehdusaktiiviseen MS-tautiin. Se tappaa T- ja B-soluja. Erityisesti se estää B-solujen pääsyä keskushermostoon, jolloin ne eivät voi aiheuttaa siellä tuhoa. Lääke otetaan suun kautta kahden viikon ajan kahden kuukauden alussa ja toistetaan vuoden päästä. Lääke vähentää kahden vuoden seurannassa relapsiuhkaa 58 %:lla, ja uhka toimintakyvyn alenemiseen aleni 33 %. Lääkkeen käyttö lisää herpes-virusten riskiä, ja siksi esim. rokotetaan vesirokkoa vastaan ennen käyttöä. Vaarana on myös valkosolujen liiallinen aleneminen (lymfopenia).

Laquinimod saa aikaan liiallisen sytokiini-tuotannon vaimentumisen, vaimentaa Th17-soluja ja T-solujen tunkeutumista ja synnyttää Th3-soluja.

HSCT-kantasoluhoito

Kantasolusiirrolla potilaan omasta (*autologinen siirto*) luuytimestä tai verestä peräisin olevilla veri- sekä immuunisoluja tuottavilla kantasoluilla, hematopoieettiset kantasolut, on saatu hyviä tuloksia aaltoilevassa MS- taudissa. Hoidossa nimeltä HSCT (Hematopoietic Stem Cell Transplantation) potilaan väärin toimiva immuunijärjestelmä tuhotaan täysin (immuunoablaatio eli myeloablaatio) tai osittain (ei-myeloablaatio) esimerkiksi voimakkaalla kemoterapialla (sytostaateilla), jonka jälkeen säilötyt hematopoieettiset kantasolut palautetaan potilaan verenkiertoon. Ne hakeutuvat luuytimeen ja veren solulinjat palautuvat vähitellen normaalille tasolle. Näin potilaan immuunijärjestelmä tavallaan uudelleen käynnistetään 3–6 kk:n kuluessa potilaan omilla kantasoluilla aikaan ennen MS-tautia. Tätä hoitoa on kokeiltu Euroopassa jo ainakin yli 900 potilaalle vuoden 2019 alkuun mennessä. Hoidon ansiosta monet jo pyörätuolissa olevat potilaat ovat saaneet kävelykykynsä takaisin. Hoidon sivuvaikutuksina ilmenee yleisesti muun muassa pahoinvointia ja hiustenlähtöä. HSCT-hoitoon, siinä olevaan rajuun kemoterapiaan, kohdistuu epäilyjä sen vaikutuksista verisuonten, sukurauhasten ennenaikaiseen vanhenemiseen ja muuhun raihnaisuuteen noin 20 vuoden kuluessa annetusta hoidosta. Toisaalta on huomattava, että myöskään vakiintuneiden MS-lääkehoitojen kaikkia pitkän aikavälin haittoja ei vielä tiedetä. EBMT-rekisterin mukaan kuolleisuus hoitoon Euroopassa oli 2,0% vuosina 1995-2016 mutta vain 0,2% vuosina 2012-2016 johtuen muun muassa parantuneesta potilasvalinnasta ja kokemuksesta[2]. Siirto maksaa vuonna 2019 noin 40 000 € / potilas. EBMT-rekisterin mukaan kahden vuoden kuluttua operaatiosta oli 78 % – 83 % potilaista ilman relapsia tai muuta merkkiä taudin aktiivisuudesta, muulla tavalla hoidetuissa vain 13% – 46%. Viiden vuoden kuluttua ilman mitään merkkejä taudin aktiivisuudesta oli vielä 60% – 68% hoidetuista.

MSC-kantasoluhoito

Tässä hoitomuodossa potilaan mesenkymaalisia kantasoluja (MSC) uutetaan eri kudoksista, erityisesti luuytimestä ja rasvakudoksesta. Näillä on laaja potentiaali erilaistua esimerkiksi keskushermoston soluiksi. Näillä on myös kudosten korjaantumista omaavia kasvutekijöitä, esim. myeliinin uudelleen kasvattaminen. EAE-mallin perusteella näillä on suojaavia immuunijärjestelmää muovaavia ominaisuuksia. Tässä menetelmässä ei tehdä immuunisysteemin uudelleen asettamista pyyhkimällä pois aiempi immuunijärjestelmä kemoterapialla. Potilaan omien mesenkymaalisten kantasolujen hermosolujen esiasteita (autologous MSC-NP) voidaan viljellä laboratoriossa, ja niitä ruiskutetaan myöhemmin potilaan selkäydinnestetilaan esim. 3 kuukauden välein yhteensä 3 kertaa 5–10 miljoonaa kappaletta kerralla. MSC-kantasoluja voidaan antaa myös suonensisäisesti. Hoito on

---

2   Biol Blood Marrow Transplant 25 (2019) 845-854, Cohen et al.:
    Autologous Hematopoietic Cell Transplantation for Treatment-Refractory Relapsing Multiple Sclerosis:
    Position Statement from the American Society for Blood and Marrow Transplantation

kokeellinen, eikä esim. FDA Yhdysvalloissa ole sitä hyväksynyt. Alustavat tulokset osalla potilaista hyviä, mutta kaikista haitoista ei ole vielä selvyyttä.

EU:n alueella on meneillään noin 40 kliinistä koetta, joissa selvitetään kantasoluhoitojen tehoa ja turvallisuutta. Ominaisuudet, jotka tekevät kantasoluista houkuttelevia lääkekäytössä (monikykyisyys ja plastisuus), tuovat mukanaan myös tiettyjä riskejä. Kantasoluilla, joilla on kaikkein korkein uusiutumis- ja erilaistumiskyky (hESC, iPSC), on myös suurin riski muodostaa kasvaimia, muun muassa teratoomia. Lisäksi kantasolujen erilaistuminen ja luontainen jakautuminen kehossa voivat häiriintyä esimerkiksi ulkoisen solukasvatuksen myötä. Muualle kuin kohde-elimeen päätyessään kantasolut voivat aiheuttaa turvallisuusongelmia muodostamalla vääräntyyppistä kudosta väärään paikkaan (Thirabanjasak ym. 2010).

Etenevän MS-taudin hoito

Etenevään MS-tautiin ei vielä ole käytössä tehokkaita lääkkeitä, mutta niitä on tulossa. *Kantasoluhoidoilla* on saatu lupaavia tuloksia etenevässä taudissa ainakin, kun EDSS on alle 6,5. *PPMS:ään* on hyväksytty *okrelitsumabi*, mutta sen teho siihen melko vaatimaton: se hidastaa taudin aiheuttamaa toimintakyvyn alenemisvauhtia noin 25 %:lla. On toisaalta sanottu, että jos monia etenevään tautiin testattuja lääkkeitä olisi kokeiltu pitempään ja suuremmalla potilasmäärällä, olisi saatu joitakin tilastollisesti merkitseviä hoitotehoja (tehot kuitenkin vaatimattomia). Eri asia on, kuinka suurelle osalle potilaista lääkkeiden hyödyt olisivat haittoja suuremmat. Esim. USA:ssa ainut lääke, joka on hyväksytty etenevään MS-tautiin ennen vuotta 2019, mitoksantroni, lisää merkittävästi sydänsairauden ja leukemian riskiä. Monilla vanhoilla trisyklisillä masennuslääkkeillä saattaa olla jonkinlaista tehoa etenevässä MS-taudissa.

Siponimod, Mayzent, on suun kautta otettava *fingolimodin* kaltainen lääke ilman sen lymfosyyttikatoa (lymfopenia), se näyttää alentavan MS-taudin toimintakyvyn alenemisen uhkaa 3–6 kuukauden varmistuksella 21–26 %:lla. Se sitoutuu lymfosyyttien S1P1-alireseptoriin ja näin estää niiden pääsyä keskushermostoon eli estää tulehduksia. Lisäksi se sitoutuu S1P5-alireseptoreihin oligodendrosyytti- ja astrosyyttisoluissa, jolloin se vaikuttaa solujen tuhoavaan toimintaan ja ehkä estää synaptista neurodegeraatiota ja edistää myeliinin korjautumista keskushermostossa.

Siponimodin suojaava vaikutus näyttää välittyvän vähentyneenä immuunisolujen kerääntymisenä aivokalvoihin, tulehdusmyönteistä interleukiini 17:ää tuottavien lymfosyyttien vähentymisenä keskushermostossa sekä samanaikaisena vähentyneenä demyelinaationa ja tulehduksena sisimmän aivokalvon alaisessa aivokuoressa. Tämä aivokuoren demyelinaatio liittyy MS-taudin etenemiseen ja kognitiivisiin ongelmiin.

Lääke on jo hyväksytty keväällä 2019 aktiivisen etenevän MS-taudin hoitoon Yhdysvalloissa (FDA). Lääkkeen teho ei-aktiivisessa etenevässä MS-taudissa oli selvästi heikompi kuin aktiivisessa etenevässä taudissa, eikä FDA hyväksynyt lääkettä tällä diagnoosilla ainakaan vielä etenkin, kun vuoden hoito maksaa noin 100 000 € / potilas vuonna 2019.

Keväällä 2016 julkaistiin tuloksia **biotiinin** vaikutuksista etenevässä MS-taudissa. Biotiini on ns. B7- tai H-vitamiini. Se on vesiliukoinen, hyvin siedetty aine, jolla on suurilla annoksilla (n. 300 mg) hermosolujen energiatuotantoa vahvistava vaikutus, ja se suojaa hermosolujen aksoneita parantaen myeliinin korjaantumista.

On esitetty (ks. esitys etenevästä MS-taudista), että etenevään MS-tautiin liittyy ns. näennäinen hapenpuute, joka johtuu vaurioituneiden hermosolujen suuresta energian tarpeesta, ja toisalta taudin seurauksena vaurioituneet solunvoimalaitokset, mitokondriot, eivät pysty tuottamaan energiaa normaalia määrää. Tässä energian tuottamisessa biotiini auttaa ja näin estää aksonituhoa. Ranskassa tehdyssä placebokontrolloidussa, kaksoissokko-, satunnaistetussa kokeessa 154 PP- tai SP-potilaalla saatiin biotiini-ryhmässä vuoden kohdalla 12,6 %:lla parantumista toimintakyvyssä mitattuna EDSS-skaalalla tai ajassa kävellä 7,5 metriä; vertailuryhmässä toimintakyky ei parantunut kellään. Kahden vuoden kohdalla biotiini-ryhmässä 15,4 % :lla toimintakyky oli parantunut (luottamusvälin yläraja 24 %), keskimääräiset muutokset ryhmissä olivat pieniä, 12 kk:n kohdalla: -0,03 vs. 0,13 EDSS-skaalan arvoissa (P = 0.014). Tästä on tulossa jatkokokeita.

MSC-kantasoluhoito etenevässä MS-taudissa

MSC-kantasoluhoidolla on saatu melko lupaavia tuloksia joillakin potilailla etenevässä MS-taudissa. Esim. faasin 1 kokeessa eli aivan alustavassa kliinisessä kokeessa (20 potilasta), jonka tulokset on julkaistu artikkeleissa "Phase I Trial of Intrathecal Mesenchymal Stem Cell-derived Neural Progenitors in Progressive Multiple Sclerosis" (EBioMedicine 29, 2018, Harris), 20 hoidetusta potilaasta 4:n (20 %) toimintakyvyn EDSS-arvo putosi yli 3 yksikköä, suurin pudotus oli 5,5 → 1,5 6 kuukauden kuluessa hoidon alusta. Jos EDSS oli hoidon alussa yli 6, niin kenenkään EDSS-arvo ei juurikaan laskenut 12 kuukauden kuluessa, vain yhden potilaan arvo tippui arvosta 7,5 arvoon 6,5. Kaiken kaikkiaan 8/20 eli 40 %:n EDSS-arvo tippui vuoden kuluessa kantasoluhoidon alusta.

MS-TAUTI JA RAVINTO[3]

Dieetin ja suolisto-flooran merkityksestä MS-taudissa

Teoria, että tekijät, jotka selittävät MS-taudin puhkeamista ja sen jatkumista, voidaan jäljittää suolistoon, on saanut vähitellen uskottavuutta kertyneiden todisteiden nojalla.

Viime vuosina (2019) on julkaistu paljon tutkimuksia suoliston mikrobien eli **suolisto-flooran (mikrobiston)**, koko mikrobiomin ja keskushermoston autoimmuniteetin välisestä yhteydestä, myös MS-taudissa. Viimeaikainen kokeellinen ja kliininen näyttö viittaa *mikrobikantojen epätasapainoon* MS-tautia sairastavien suolistossa. Onko tämä epätasapaino MS-taudissa viime kädessä taudin seuraus vai syy, vaiko molempia, on vaikea kysymys.

Mikrobiomi on tarkkaan ottaen kaikkien mikrobien (*mikrobisto*), niiden geenien (*metagenomi*), proteiinien ja aineenvaihduntatuotteiden kokonaisuus ajassa ja paikassa.

Vain murto-osaa kehomme bakteereista pystytään tutkimaan kasvattamalla. Mikrobiomien mittasuhteet ja monimuotoisuus ovatkin paljastuneet vasta viime vuosina sekvensointimenetelmien ("haulikkosekvensointi") sekä muiden molekyylibiologisten tutkimusmenetelmien kehittymisen myötä.

Ihmisen immuunijärjestelmä on kehittynyt ylläpitämään symbioottista suhdetta eliön itsensä ja mikrobiston välillä, häiriöt tässä dynaamisessa immuuni-mikrobisto-vuorovaikutuksessa johtavat syvällisiin vaikutuksiin ihmisen terveydessä.

Suoliston mikrobiomin tärkeys immuunijärjestelmälle voidaan nähdä esimerkiksi vertaamalla tavallisia hiiriä mikrobittomiin hiiriin (*GF*). Näillä GF-hiirillä on immuunijärjestelmän toiminta vähentynyt ja myös fysiologisia epänormaalisuuksia kuten esimerkiksi suoliston rajapinnan läpäisevyys on kasvanut. GF-hiirillä on voitu todeta neurologisia puutteita oppimisessa, muistissa, tunnistuksessa ja tunnekäyttäytymisessä. Niiden hermovälittäjäaineissa on muutoksia "tavallisiin" hiiriin verrattuna. GF-hiirillä *aivoveriesteen eheys* on häiriytynyt sen liitosproteiinien määrän vähentymisestä johtuen. Sen läpäisyominaisuudet voidaan palauttaa suoliston tiettyjen bakteerien uudelleen kolonisaatiolla, kuten

---

3   Ks. viitteet: Impact of microbiota on central nervoussystem and neurological diseases: the gutbrain axis, The Gut Microbiome in Multiple Sclerosis: A Potential Therapeutic AvenueTrevor, The Role of the Gut Microbiome in Multiple Sclerosis Risk and Progression: Towards Characterization of the MS Microbiome.

Clostridium tyrobutyricumin, joka tuottaa paljon butyraattia tai, antamalla bakteerikäymistuotteita.

Ihmisilläkin on raportoitu vuorovaikutuksia suolistosairauksien ja neuropsykiatristen tilojen kuten tuskaisuuden, masennuksen sekä autismin välillä.

Suoliston mikrobisto säätelee ihmisen immuunivasteita lymfosyyttien ja dendriitti-solujen kanssa, jotka majailevat limakalvokerroksessa, lamina propria:ssa, erityisesti ohutsuolen ja paksusuolen risteyskohdassa. Efektori-T-solujen ja säätelijä-T-solujen välinen epätasapaino johtaa tulehdusmyönteiseen tilaan.

Ruokavaliolla on suuri merkitys suoliston mikrobiomiin. Vaihtaminen esimerkiksi kasvisvoittoisesta ruokavaliosta eläinperäiseen aiheuttaa suoliston mikrobiomiin selviä muutoksia jo muutamassa päivässä. Ruokavaliolla voidaan vaikuttaa esimerkiksi *lyhytketjuisiin rasvahappoihin* lisäämällä kuidun saantia. Länsimaisessa ruokavaliossa on suuria määriä tyydyttyneitä rasvoja ja hiilihydraatteja, jotka voivat johtaa kroonisiin tulehdustiloihin. Olisi edullista löytää ne ruokavalion muutokset, joilla voitaisiin vähentää ruokavalion negatiivisia vaikutuksia kroonisiin tulehdustiloihin. Esimerkiksi lisäämällä ruokavalioon kuituja voidaan lisätä lyhytketjuisia rasvahappoja. *Asetaatti, prionaatti ja butyraatti* (voihappo) ovat tällaisia, joita saadaan hiilihydraattien (kuidun) hajoamisen tuloksena suolessa. Tällaisten rasvahappojen on osoitettu säätelevän lukuisia molekyyleihin ja soluihin liittyviä kausaalisia ketjuja, jotka liittyvät immuunisäätelyyn, kuten säätelijä-T-soluihin, ja myöskin aivoveriesteen läpäisevyyden säätelyyn. Ruokavalio säätelee siis tulehdusmyönteisiä ja tulehdusvastaista vastetta, jotka puolestaan voivat säädellä autoimmuunitauteja, kuten MS-tautia.

Esimerkiksi D-vitamiini säätelee immuunijärjestelmää, vähentää läpäisevyyttä suolistosta ja vaikuttaa immuunijärjestelmää säätelevien aineenvaihduntatuotteiden tuotantoon, kuten butyraatin tuotantoon.

Tutkimukset ovat osoittaneet, että MS-taudissa on suoliston mikrobiomin yleisiä muutoksia verrattuna terveisiin verrokkeihin joissakin mikrobiluokissa, joista osa liittyy tulehdussytokiinien lisäämiseen ja yleiseen tulehdukseen. Olettamusta, että suoliston mikrobiomi on keskushermoston tulehduksellisen demyelinaation muovaaja, tutkittiin ensimmäisenä kokeellisessa autoimmuunisessa aivo- ja selkäydintuleduksessa, **EAE**, hiirillä.

EAE-MS-koemalleissa hiirillä on havaittu **säätelijä-T-solujen (Tregs)** toiminnassa puutteellisuuksia poikkeavan suoliston mikrobiston (mikrobiomin) seurauksena. Vialliset säätelijä-T-solut osallistuvat itsereaktiivisten lymfosyyttien tuotantoon ja pahentavat jo olemassa olevien itsereaktiivisten lymfosyyttien vaikutuksia. Myeliinitupen hajottamisessa, jota immuunisolut välittävät, saattaavat olla mukana **T-auttaja-17-solut (Th17)**. Th17-solut erittävät tulehdusmyönteisiä sytokiinejä ja kemokiinejä sekä rekrytoivat lisää immuunisoluja hajottamistapahtumaan.

Suoliston mikrobisto ja mikrobien tuotteet voivat myös suoraan säädellä B-solujen kehitystä, aktivointia ja erilaistumista.

Ulosteensiirroilla voidaan vaikuttaa MS-hiirikoemallin EAE:n etenemiseen. Identtisten kaksosten, joista vain toisella on tauti, sairastavan kaksosen ulosteella on kyky lisätä todennäköisyyttä spontaanille EAE-taudin ilmaantuvuudelle, mitä ei tee terveen kaksosen uloste. MS-potilaiden ulosteet voivat myös lisätä EAE-tulehduksen vakavuutta hiirissä. Siirtämällä mikrobivapaisiin hiiriin MS-potilaalta suoliston mikrobiomia voidaan estää säätelijä-T-solujen erilaistuminen ja pahentaa taudin aktiivisuutta kahdessa eri MS:n hiirimallissa verrattuna verrokki-mikrobiomeihin. Sekoittavina tekijöinä ovat esimerkiksi tautia muuttavat hoidot ja riippuvuudet ympäristöön. Nämä tulokset tukevat näkemystä, että interaktiot MS-taudin ja suoliston mikrobiston välillä ovat kaksisuuntaisia: suoliston mikrobisto vaikuttaa myös keskushermoston tulehdukselliseen demyelinaatioon ja MS-tauti vaikuttaa suoliston mikrobistoon. Eli saattaa todella olla, että vaikuttamalla suoliston mikrobiomiin voidaan vaikuttaa MS-tautiprosessiin.

On esimerkiksi havaittu Akkermansia muciniphilan lisääntymistä MS-potilaiden suolistossa verrattuna perheverrokkeihin tai terveeseen identtiseen kaksoseen. Suolistobakteerien kantojen vertailujen tulokset kuitenkin vaihtelevat paljon eri tutkimuksissa ja ihmisissä yleensä. Kausaaliyhteyden *mahdollisuuden* näyttämiseksi voidaan siirtää ihmisen suoliston mikrobistoa mikrobivapaisiin hiiriin ja katsoa vaikutus.

Suoliston mikrobiomin jäsen Prevotella histicola on tunnistettu mahdolliseksi immunomuovaaja-bakteeriksi. Se mahdollisesti suojaa keskushermostoa tulehdukselliselta demyelinaatiolta vähentämällä Th1- ja TH17-soluja sekä lisäämällä säätelijä-T-soluja, tolerogeenisia dendriittisoluja (immunosuppresiivisia) ja immunosuppresiivisiä makrofageja. Myös polysakkaridi A, *PSA*, jota Bactreroides fragilis tuottaa, edistää immunomuovaavaa vastetta ja vähentää EAE:n vaikeusastetta. Hiirissä PSA lisää myös säätelijä CD4+ T-soluja, jotka tuottavat tulehduksia estävää sytokiiniä IL-10 sekä CD39+ T-soluja. PSA:n on näytetty nostavan dramaattisesti MS-potilaista eristettyjen CD4+ T-solujen tulehdusvastaisen interleukiinin IL-10:n tuotantoa.

Vertaamalla MS-potilaiden suoliston mikrobiomeja terveiden vastaaviin, ja muita autoimmuunitauteja sairastaviin, uusilla sekvenssointimenetelmillä (*NGS*), voitaneen havaita selviä systemaattisia eroja mikrobiomeissa, joskin yksilöllinen vaihtelu on suurta. Näin voidaan ymmärtää, mitkä mikrobit ovat osallisena tulehdusmyönteiseen tilaan. Tällaisista tiedoista olisi ehkä mahdollista kehittää probioottisia (maitohappobakteereja ym.) mikstuuroja, jotka sisältävät tärkeitä bakteeripopulaatioita, jotka voivat kasvattaa säätelijä-T-solujen määrää.

Suoliston mikrobiomin sisältämien geenien määrä on arvioitu yhteensä yli miljoonaksi, mikä on useita kertoja enemmän kuin mitä on ihmisen genomissa. Tämä luo toisen mekanismin, joilla bakteerit voivat laukaista taudin, jäljittelijän tuottamisen (ei-alleeliset geenit, jolla sama efekti). Bakteerien geenien tuotteet, joilla on riittävä samankaltaisuus (homologia) ihmisen proteiinien kanssa, voivat laukaista T-solujen ristireagoinnin myeliinin proteiineille. Tällainen on näytetty olevan Guillan-Barré -syndroomassa. Suoliston bakteerit voivat suoraan kommunikoida aineenvaihduntatuotteiden kanssa, joista jotkut voivat päästä aivoihin veren mukana. Bakteerit voivat myös tuottaa hermovälittäjäaineiden tapaisia molekyylejä, jotka lähettävät signaalin suoraan aivoihin vagus-hermon kautta. Suoliston ja muun elimistön rajapinnan läpäisevyyden kasvu, joka on myös havaittu MS-potilaiden osaryhmässä, voi aiheuttaa bakteeriston pääsyä verenkiertoon, kroonisen immuuniviritystilan ja taudin jatkumisen. MS-potilaiden, mutta ei verrokkien, seerumin vasta-aineiden on havaittu kohdistuvan bakteeripeptideihin, jotka on yhdistetty Acinetobakteerin-kantoihin ja Pseudomonas aeruginosaan, ja jotka jakavat geneettistä samankaltaisuutta myeliinin perusproteiiniin ja myeliinin oligodendrosyytti glykoproteiinin (MOG) kanssa.

Mikroglia-*solut* suojaavat aivoja sairaustiloja vastaan ollen mukana immuunivasteen aktivoinnissa, fagosytoosissa ja sytokiinien tuotannossa. Tutkimukset ovat osoittaneet, että mikrobiomi vaikuttaa mikroglia-solujen ominaisuuksiin ja toimintaan. Esimerkiksi antibioottihoito normaaleilla hiirillä assosioituu suhteellisesti kasvaneeseen naiivien mikroglia-solujen määrään. Kypsymättömät mikrogliat huonontavat immuuniaktivointia ja vastetta.

Astrosyytit ovat runsaslukuisin solupopulaatio keskushermostossa ja niillä on tärkeitä tehtäviä keskushermoston eheyden ylläpidossa, esimerkiksi aivoveriesteen ylläpidossa, ja veren pääsyn kontrolloinnissa isoihin aivoihin. Astrosyyttien *liiallinen* aktivointi saattaa johtaa neurosytotoksisiin tai tulehdusta edistäviin aineisiin, mikä johtaa keskushermoston häiriötoimintaan. Suoliston mikrobivälitteiset aineenvaihduntatuotteet voivat aktivoida astrosyyttejä kohdistuen niiden *aryylihiilivety-reseptoreihin* (**AHR**). Astrosyyttien AHR-reseptoreiden korkea aktiivisuus synnyttää tulehduksen vastaista toimintaa estäen neurotoksisten immuunisolujen toimintaa.

Ampisilliini on penisilliineihin kuuluva antibiootti, jolle herkät bakteerit voivat kiihdyttää ravinnon tryptofaanin muuntumista AHR:n toimintaa aktivoivaksi. Hiirillä, joita on hoidettu ampisilliinilla, ovat vähentyneet AHR:n toimintaa aktivoivat yhdisteet ja taudin oireet ovat vaikeita, kun taas hiirillä, joilla on tryptofaani-aineenvaihduntatuotteita, oireet ovat lievittyneet.

EAE-malli ja tutkimukset viittaavat siihen, että suun kautta otetut antibiootit vähentäisivät merkitsevästi MS-taudin aktiivisuutta, koska se lisäisi Foxp3+ säätelijä-T-soluja.

Lisätietoa

Prosessit, jotka ylläpitävät tasapainoa tulehdusmyönteisten ja tulehdustenvastaisten prosessien välillä, ovat monimutkaisia sekä jossain tapauksissa myös riippuvat sekä läsnä olevista bakteereista että viruksista. Suoliston mikrobiomia muokkaavat myös muut erilaiset tekijät, kuten isäntäorganismin genetiikka, maantieteellinen asema, ruokavalio, elämäntyyli, määrätyt lääkkeet, synnytystapa, antibioottinen altistus ja tautitilat itse. Kun nämä tekijät suistavat suoliston mikrobiomin pois tasapainosta, niin syntynyt tulehdusmyönteisten ja tulehdusvastaisten vasteprosessien epätasapaino voi johtaa tautiin tai sen pahenemiseen. Tämä tautimalli on nimeltään mikrobioston epätasapaino (*dysbioosi*). Dysbioosi on havaittu useassa kokeellisessa mallissa autoimmuniteetille ja myös potilaissa, joilla on autoimmuunitauti. Dysbioosi on liitetty suoliston limakalvorajan häiriöön, jolloin sen tiukkojen liitosproteeinikompleksien eheys vähenee ja läpäisevyys suolesta kasvaa, bakteeriantigeenit voivat ohittaa sen suolesta ja matkata muualle elimistöön. Tämän seurauksena antigeenien tasot, kuten endotoksiini tai lipopolysakkariini, voivat nousta veressä, joka voi saada laajan tulehdusreaktion. Tällainen bakteeriantigeenien sisäänpääsy voi olla hyvin tärkeä tekijä keskushermoston immuniteetissa ja vaikuttaa *aivoveriesteen* eheyteen. Tämä prosessi saattaa tarjota itsereaktiivisille lymfosyyteille pääsyn keskushermostoon myeliiniin kimppuun.

Tulehdussignalointireittejä

Inflammasomi on moniproteeini-oligomeeri, joka on vastuussa tulehdusvasteen aktivointisignaalista synnynnäisessä immuunijärjestelmässä. Se aktivoituu vastauksena erilaisille mikrobi- ja sisäsyntyisille vaarasignaaleille. Monet hahmontunnistus -reseptorit aktivoivat inflammasomia. Tämä aktivointi johtaa interleukiinien 18 ja 1β tuotantoon. Näistä IL-18 osallistuu suoliston tasapainon ylläpitämiseen ja suojaa koliitissa. Inflammasomi-signaalit ovat tärkeässä osassa mikrobiston muovaajina ja niiden puuttuminen voi johtaa sekä vääristyneeseen mikrobistoon että dysbioosin ajamiin tauteihin. Inflammasomi-välitteinen dysbioosi vaikuttaa moniin sairauksiin.

Tyypin I interferoni (IFN-I) on sytokiini, joka on tärkeässä osassa sekä synnynnäisessä että hankitussa immuniteetissa ja isäntäorganismin tasapainotilan säätelyssä. IFN-I:ää saavat aikaa ntaudinaiheuttajiin liittyvät molekyylihahmot. Sen erittyminen riippuu useiden hahmontunnistusreseptorien luokkien aktivoinnista, esim. Tollin tyyppisten (TLR). IFN-I:llä on sekä positiivisia että negatiivisia immunomuovaavia toimintoja ihmisten sairauksissa. Esimerkiksi tulehduksillisissa suolistosairauksissa se voi pahentaa tautia päinvastoin kuin MS-taudissa. Siinä se lisää säätelijä-T-soluja. IFN-I myös muovaa suoliston mikrobistoa.

NF-κB -perhe transkriptiotekijöitä (so. tekijä, joka säätelee proteiinisynteesin ensimmäistä vaihetta), jotka osallistuvat sekä synnynnäisen että hankitun immuunijärjestelmän vasteisiin. Muutokset suoliston mikrobiomissa vaikuttavat erilaisiin tulehdussairauksiin synnynnäisen immuniteetin säätelyllä NF-κB -signaalien välityksellä. Mikrobiomin ja NF-κB -signaalien vuorovaikutus voi aiheuttaa keskushermostotulehduksia. Esimerkiksi koliitin mallissa, koholla oleva NF-κB havaitaan sekä suolistossa että hippokampuksen alueella, aiheuttaen TNF- α:n(tuumorinekroositekijä alfa on tulehdusreaktion syntyyn vaikuttava välittäjäaine eli sytokiini) avulla vakavaa muistin huonontumista.

Mikrobisto vaikuttaa keskushermostoon siis useilla immunologisilla poluilla (esimerkiksi inflammasomi, IFN-I, NF-κB).

Lisätietoa

Tutkijat Brigham and Women's Hospital (BWH) -sairaalassa suorittivat koko perimän laajuisen transkriptionaalisen analyysin astrosyyteillä MS-taudin hiirimallissa (EAE) ja huomasivat, että suurin osa geeneistä, joiden toiminta muuttui dieetin kautta, olivat yhteydessä interferoni I:een (vaikutusreittiin tulehduksen vähentämisessä). Ravinnon tryptofaanin, ravinnon aminohapon, jota löytyy esim. suklaasta, maidosta, pähkinöistä ja juustosta, aineenvaihduntajohdannaiset muuttuvat suoliston flooran toimesta ja toimivat IFN-I:n (interferoni I) kanssa astrosyytti-soluissa sekä rajoittavat aivotulehdusta aryylihydrohiili-reseptorin kautta. On havaittu, että tryptofaanin aineenvaihduntajohdannaiset ovat vähentyneet MS-potilaiden veressä. Puutteet suolistofloorassa, ravinnossa tai kyvyssä ottaa näitä suolesta voivat johtaa puutteisiin, jotka vaikuttavat taudin etenemisessä.

Artikkelissa "Type I interferons and microbial metabolites of tryptophan modulate astrocyte activity and central nervoussystem inflammations via aryl hydrocarbon receptor", Nature medicine, published online 9 May 2016, osoitetaan, että tyypin I interferoneilla (IFN-I) on transkriptionaalinen vaste

(DNA-toimintavaste) astrosyytti-soluissa kokeellisessa keskushermoston autoimmuniteetissä ja myös MS-taudin vaurioalueissa potilailla. IFN-I-signaali astrosyyteissä vähentää tulehdusta ja EAE-"taudin" (kokeellinen malli) vaikeusastetta ligandi-aktivoidun transkriptiotekijä *aryylihydrohiilireseptorin (AHR)* ja sytokiini-signaalin 2 vaimentajan (SOCS2) ansiosta. Tulehdusta vähentävä efekti nenän kautta annettavalla beetainterferonilla (IFN-beta) välittyy osittain AHR:n toimesta.

IFN-I tuotetaan keskushermostossa ravinnon tryptofaanin suolistoflooran tekemien aineenvaihduntatuotteiden kanssa aktivoimaan AHR-signaaleja astrosyyttisoluihin, ja ne alentavat keskushermoston tulehdusta.

Mitokondriot ja ravinto

Mitokondriot ovat solujen energialaitoksia. Mitokondrioiden toiminnan häiriöt liittyvät esim. hermoston sairauksien, kuten MS-taudin ja Parkinsonin taudin, etenemiseen.

Mitokondriot ovat jäänteitä miljardien vuosien takaa. Ne lienevät entisiä bakteereja, jotka alkusolut ilmeisesti söivät sisäänsä. Happi ei enää ollut myrkyllistä, kun mitokondriot alkoivat käyttää sitä tuottaakseen ravinnosta energiaa: ne hapettavat (oksidoivat) eli "polttavat" hiilihydraatteja, aminohappoja ja rasvahappoja muodostaen solujen polttoaineeksi ATP-molekyylejä. Keskiverron 70-kiloisen ihmisen kehossa kiertää ATP:tä 40 kiloa vuorokaudessa. Solujen tuhannet mitokondriot uusiutuvat ja jakautuvat yhä kuin bakteerit. Niillä on oma perimä, joka siirtyy aina äidiltä kaikille jälkeläisille.

Vitamiinit ja antioksidantit vaikuttavat mitokondrioihin. Esimerkiksi eräs B3-vitamiinin muoto korjasi solusta sen aineenvaihdunnan ketjun, joka oli katkennut mitokondrioiden geenivirheen takia. Muillakin ravintolisillä kuin B3-vitamiinilla on osoitettu tutkimuksissa mitokondrioiden vikoja korjaavia vaikutuksia. Esim. ubikinoni eli koentsyymi Q10 auttaa mitokondrioita tuottamaan energiaa soluille. Jos lihassolujen mitokondrioiden energian tuotanto vähenee, potilaan lihakset alkavat väsyä ja niihin ilmaantuu särkyjä. Haittaa saattaa voida torjua nauttimalla ruoan lisänä ubikinonia (200–400 mg / päivä). Eräät amerikkalaiset kardiologit suosittelevat ubikinonia sydämen vajaatoiminnasta kärsiville potilaille. Mitokondrioita voi yrittää aktivoida liikunnalla.

Myös esim. granaattiomenalla saattaa olla suotuisia vaikutuksia mitokondrioihin (israelilainen tutkimus).

Lisätietoa

Suoliston bakteerit muuttavat sen (granaattiomenan) aineosia urolitiiniksi. Urolitiini A "lataa" mitokondrioita ainakin madoilla ja jyrsijöillä, ks. "Urolithin A induces mitophagy and prolongs lifespan in C. elegans and increases muscle function in rodents", Dongryeol Ryu et al, Nature Medicine 22, 879–888 (2016).

Lisäravinteina MS-taudin yhteydessä kiinnostuksen kohteina ovat myös olleet mm. melatoniini ja kalsiumpyruvaatti.

Sen sijaan omega 3:n syönti ei auttanut MS-taudissa: ei tilastollisia eroja hoitoryhmien välillä kliinisessä tutkimuksessa, kesto 6 – 9 kk, vrt. "ω-3 fatty acid treatment in multiple sclerosis (OFAMS Study): a randomized, double-blind, placebo-controlled trial"; Torkildsen O, Arch Neurol. 2012 Aug; 69(8):1044-51.

D-vitamiini ja MS-tauti

Johns Hopkinsin yliopiston satunnaistetun kaksoissokkotutkimuksen mukaan suuret annokset D-vitamiinia laskevat tilastollisesti merkitsevästi CD4+IL-17+ T-solujen määrää verrattuna pienempään annokseen.

Lisätietoa

IL-17 (interleukiini 17) on merkittävässä roolissa EAE-mallissa, joka on MS-taudin hiirimalli. IL-17+ T-solujen määrä on lisääntynyt MS-potilaiden vaurioalueilla. Suurempi D-vitamiinin annos tutkimuksessa oli 260 mikrogrammaa ja pienempi annos 20 mikrogrammaa. T-valkosolujen määriä mitattiin 3 kk:n ja 6 kk:n ajankohdilla. Tutkimuksessa saatiin muutoksia myös muuntyyppisille T-soluille. Esim. CD85j+-solujen osuus CD8+ T-soluista laski suuremman annoksen ryhmässä. CD85j+-solujen kasvanut määrä liittyy MS-taudin pitempään kestoon ja laskenut määrä beetainterferoni-hoitoon. Haittavaikutukset koeryhmissä olivat vähäisiä, muutamalla kalsium-arvojen kohoamisia. Tutkimuksessa suositellaan MS-potilaiden seerumin D-vitamiinin pitoisuudeksi vähintään 50 ng/ml eli 125 nmol/l. Lisäksi on esitetty hypoteesi, että D-vitamiinilla olisi rooli itse remyelinaatiossa, Guiui 2016.

Teheranin yliopiston kliinisen satunnaistetun tutkimuksen mukaan **Ubikinonin** (koentsyymi Q10) lisäämisellä voidaan vähentää RR-potilaiden hapetusstressiä (annos 500 mg/päivä, n = 22+23). Kuitenkaan ainakaan 12 viikon kokeessa ei saatu esille hyötyjä RR-potilaiden toimintakyvyssä.

Yleensäkään ei ole saatu korrelaatioita hapetusstressin ja toimintakykymittareiden välille.

Suolan saanti ja MS-tauti

Korkean natriumin saannin potilailla on yli kolminkertainen riski uuteen MRI:ssä näkyvään vaurioon ja kolminkertainen riski taudin pahenemiselle (pieni havainnollinen tutkimus) suhteessa vähän natriumia käyttäneisiin. Onko tässä syy seuraus -suhde, vaiko vain korrelaatio: eli kysymys on, voiko suolan saantia pienentämällä vähentää oireita, vrt. J. neurol neurosurg psychiatry 28.8.2014 Farez, Guliani.

Lisätietoa

Yhden teorian mukaan natriumin saannin vaikutuksen mekanismina MS-taudissa on, että se lisää Th17-solujen syntymistä, so. T-soluja, jotka ovat todennäköisesti hyvin tärkeänä syynä MS-potilaiden vahingollisessa autoimmuuni-vasteessa. Myös toinen mekanismi, ns. renin angiotensiinin systeemin (RAS) toiminnan muuttuminen, voi olla syynä eläinmallien mukaan ja pahentaa MS-tautia aktivoimalla Th17-soluja. Renin angiotensiinin systeemi (RAS) on hormonaalinen systeemi, joka on mukana veriplasman natriumpitoisuuksien ja valtimoiden verenpaineen säätelyssä.

Yksi teoria on, että suolan korkea saanti muuttaa suoliston bakteeri-flooraa ja tämä puolestaan vaikuttaa immuunisysteemiin ja MS-taudin aktiivisuuteen. Suolan vaikutus MS-tautiin näyttää olevan naisilla pahempi kuin miehillä.

Seuraavassa on enemmän *etenevästä* MS-taudista. Teksti perustuu osittain vuonna 2015 Lancetissa julkaistuun kokooma-artikkeliin: Progressive multiple sclerosis 1, Pathological mechanisms in progressive multiple sclerosis; Don H Mahad et al., ks. lähdeluettelo.

Etenevän MS-taudin kulusta

Tunnusomaisin kudosvauriopiirre MS-taudissa on aivojen myeliinikato ja osittainen aksonien säilyminen, mutta huomattavin piirre etenevässä MS-taudissa on aivojen kokoon liittyvät muutokset. Aktiiviset *demyelinaatio*-plakit, jotka liittyvät tulehdukseen ja valkosolujen kykyyn murtautua suonista aivokudokseen (veriaivoesteen vaurio) ja jotka ovat yleisiä RR-muodossa, ovat melko harvinaisia etenevässä *MS-taudissa*.

Etenevässä MS-taudissa osassa vaurioita on hajonnutta myeliiniä ja aksonituhoa vaurion reuna-alueilla aivojen valkeassa aineessa, mutta vauriokohdat kokonaisuudessaan harvoin laajenevat vaan kutistuvat. Tämä supistuminen vaikuttaa oleellisesti aivojen tilavuuden pienenemisessä ja johtuu osittain kroonisesti demyelinoituneiden aksonien rappeutumisesta.

Suurin osa demyelinoituneista aksoneista ei selviä kroonisesta myeliinin puutoksesta, mutta sen sijaan akuutin vaurion ne kestävät. Tämä aksonien rappeutuminen on merkittävin syy etenevän MS-taudin palautumattomaan neurologiseen toimintakyvyn alenemiseen. Jopa 60–70 % vaikeasti toimintakyvyltään alentuneen MS-tautipotilaan valkean aineen kroonisten vaurioalueiden aksoneista on kadonnut.

Toinen huomattava syy etenevälle taudille on aivojen *kuorikerroksen* demyelinaatio, joka voi saada aikaan kognitiivista häiriöitä jo RR-muodossa. Aktiivinen kudostuho liittyy etenevässä taudissa mikroglia-solujen aktivoitumiseen.

Lisätietoa

Mikroglia-soluja sijaitsee sekä keskushermoston valkeassa että harmaassa aineessa. Ne ovat pieniä ja niillä on lyhyet ulokkeet, joissa on runsaasti haaroja. Mikroglia-solujen päätehtävänä on syödä (fagosytoida) jätteet keskushermoston vauriokohdista, parantaa haavoja ja korjata synnynnäisen immuunijärjestelmän toimintaa. Ne toimivat myös antigeenejä-esittelevinä soluina. Mikroglia-solujen toiminnan tulkitseminen on haasteellista: on erotettava hermosoluja suojelevat, fagosytoivat ja tuhoavat *fenotyypit (ilmiasut)*.

Demyelinaation lisäksi aivojen kuorikerroksessa näkyy usein muutakin rappeutumista. Harmaan aineen demyelinaatiota tapahtuu myös mm. pikkuaivojen kuoressa ja selkäytimessä. Lisäksi synapsien menetys demyelinoidussa kuorikerroksessa (ja hippokampuksessa) on merkittävämpää kuin hermosolujen menetys; synapsi on kahden hermosolun liitospinta, jonka kautta hermoimpulssi siirtyy hermosolusta toiseen. Synaptiset muutokset saattavat kuitenkin olla demyelinaation seurausta ja vaikuttavat kognitiivisiin häiriöihin potilailla.

Kolmas piirre etenevässä taudissa on moninaiset muutokset *normaalilta näyttävässä* valkeassa ja harmaassa aineessa. Nämä muutokset ovat jo varhaisessa RR:ssä mutta kasvavat etenevässä taudissa. Selkäytimessä laaja-alainen surkastuminen voi tapahtua ilman valkean aineen plakkipesäkkeitä. Ilmeisesti aivojen kuorikerroksen supistuminen liittyy enemmän erityppiseen hermosolurappeutumiseen normaalilta näyttävässä valkeassa aineessa kuin valkean aineen demyelinaatiopesäkkeiden määrään. MS-potilailla nähdään koko perimän laajuisia eroja DNA:ssa normaalilta vaikuttavassa valkeassa aineessa. Lisäksi aksonien katkeaminen aiheuttaa signaaliradassa siitä sekä eteen- että taaksepäin suuntautuvaa rappeutumista.

Lisätietoa

Uudelleenmyelinaation epäonnistuminen lienee syynä MS-taudin etenemiselle, jolloin *kroonisesti demyelinoitujen aksonien määrä* on kasvanut. Useimmat ei-aktiiviset vauriokohdat eivät näytä, että myeliinin korjausta tapahtuisi, mutta uudelleenmyelinoituneita *varjoplakkeja* nähdään eri vallitsevuuksilla kaikissa MS-taudin vaiheissa. Korkein uudelleenmyelinoitujen varjoplakkien määrä on potilailla, jotka ovat kuolleet hyvin myöhäisessä vaiheessa olevassa MS-taudissa ja joilla tulehduksen ja aktiivisen kudosvaurion määrä on laskenut ikäistensä normaalille tasolle.

Uudelleenmyelinaatio on laajempaa kuorikerroksen vauriokohdissa kuin valkean aineen vaurioissa. Koska toistuva demyelinaatio tapahtuu uudelleenmyelinoiduissa plakeissa, pysyvä myelinaatio säilyy potilailla, joilla aktiivinen tulehduksellinen demyelinaatio on loppunut.

Hoitojen siis pitäisi stimuloida uudelleenmyelinaatiota ja samalla pitää poissa tulehdusta.

Yleisesti mekanismit, jotka ovat kudostuhon takana, eroavat vain määrällisesti RR- ja etenevässä MS-taudissa. Vaikka varhaisessa RR:ssä ilmaantuu plakkipesäkkeitä valkeassa aineessa, kuorikerroksen demyelinaatio ja moninaiset muutokset normaalilta näyttävässä valkeassa ja harmaassa aineessa kertyvät ajan kanssa. Ne ovat siis laajempia etenevässä taudissa.

Lisätietoa

Veren T- ja B-valkosolujen (lymfosyyttien), jotka kuuluvat ihmisen puolustusjärjestelmään taudinaiheuttajia vastaan, tunkeutumisen laajuus aivoissa ja selkäytimessä kuitenkin laskee iän ja taudin keston mukana ja saavuttaa normaalin ikäistensä tason myöhäis- PP ja SP:ssä. Tällöin on aktiivisen demyelinaation ja akuutin aksonivaurion määrä sama kuin terveillä. Tässä taudin myöhäisvaiheessa aivojen koon pienentymisen jatkuminen on epäselvää.

Varhaisen MS-taudin potilailla valkean aineen aktiivinen vaurio liittyy aivoveriesteen vaurioon. Tämä yhteys eroaa etenevässä *taudissa* olevasta, jossa verisuonten läheinen kudostulehdus nähdään ainakin osittain ilman veren seerumin proteiinien vuotoa vaurioituneista verisuonista. Tämä tarkoittaa, että tällainen tulehdusreaktio ei enää näy kontrastin lisääntymisenä MRI:ssä ja että *lääkkeiden, jotka kohdistuvat tämän tyyppisen tulehdukseen, pitää pystyä tunkeutumaan keskushermostoon kunnossa olevan aivoveriesteen läpi.* Esimerkiksi natalitsumabi (Tysabri) ei pääse aivoveriesteen lävitse ja siis sen teho ns. ei-aktiivisessa etenevässä MS-taudissa on huono.

Monet eri mekanismit (vrt. *EAE-malli edellä*) voivat johtaa tulehdus-demyelinaatioon ja hermosolu-rappioon, esim. suora CD8+ T-solujen solumyrkyllisyys, joka johtuu siitä, että ne tunnistavat aivo-jen oligodendrosyyttisoluissa olevan antigeenin (oligodendrosyytti-solut tuottavat keskushermoston myeliinitupet); erityisten demyelinoivien vasta-aineiden tuotanto; mikroglia-solujen aktivoituminen synnynnäisen immuniteetin toimesta. Tällaiset *erilaiset variaatiot* voivat olla mukana erilaisissa demye-linaatio-mekanismeissa ja kudosvauriomekanismeissa *alkuvaiheen* MS-taudissa.

Etenevässä MS-taudissa aktiivinen demyelinaatio, aksonaalinen vaurio valkeassa aineessa ja hermosolujen rappeutuminen harmaassa aineessa, on liittyneenä *mikroglia*-solujen ak-tivoitumiseen. Mikrogliat tuottavat molekyylejä, jotka ovat reaktiivisia happiyhdisteitä aktiivisissa vauriokohdissa ja normaalilta vaikuttavassa valkeassa ja harmaassa aineessa.

Lisätietoa

Uusia MS-taudin vaurioalueita kehittyy normaalilta näyttävään valkeaan aineeseen, jossa mikrogliat ovat esivirittyneessä, tulehdusmyönteisessä tilassa. Myeliinin fagosytoosin jälkeen syntyneellä vaurioalueella makrofagit jäävät eräänlaiseen viritystilaan. Vauriotaakka etenevässä MS-taudissa lisää mikrogliojen esiviritystä.

Mitokondrio on soluelin, jossa soluhengitys tapahtuu. Mitokondrioiden määrä solussa vaihtelee solun energiatarpeesta riippuen. Runsaasti energiaa kuluttavissa soluissa, kuten aivoissa, mitokondrioita on runsaasti. Mitokondriossa on omaa DNA:ta. Mitokondriot ovat solujen voimaloita, joissa energiaa muodostetaan kemiallisesti, ja se varastoidaan korkeaenergiaisiin fosfaatteihin, yleensä ATP:hen. Koska aksonien pituus voi olla jopa 1 metri, se asettaa haasteen niissä olevien mitokondrioiden jakautumiselle ja ATP(energia)-tuotannolle.

Terveissä aksoneissa on kahden ryhmän mitokondrioita. Suurin osa mitokondrioista on vakiopaikallaan, ja niitä on koko aksonin mitalta. Yksittäinen mitokondriovakiopaikka voi sisältää useita pitkiä (1–4 mikrom) mitokondrioita, ja ne ovat aksonaalisen ATP:n pääsynnyttäjä, kun taas pienemmät liikkuvat mitokondriot mahdollistavat mitokondriovakipaikkojen vaihtuvuuden ja uuden jakauman yhdistymisen ja jakaantumisen avulla.

Aksonit ovat hyvin herkkiä mitokondrioiden toiminnan häiriölle. Demyelinaatiolla on oleellinen vaikutus aksonien mitokondrioihin, ja se muuttaa aksonin alttiiksi pitkäaikaiselle ympäristötekijöiden vaikutukselle, joka lopulta katkaisee aksonin. Kuva 3 kuvaa prosessia.

Kuva 3. Hermosolujen mitokondrioiden rooli aksonien rappeutumisessa.

Lisätietoa

Osakuva A): toimivat mitokondriot (vihreät) kerääntyvät demyelinoituun aksonin osaan. Niiden määrä, aktiivisuus ja liikkuvuus ovat kasvaneet. Ne yrittävät suojella demyelinoitunutta aksonia.

Osakuva B): esietenevässä MS-taudissa *tulehdustuotteet* vaurioittavat monien solutyyppien mitokondrioita (punaiset) sekä saavat aikaan hapettumista ja energian puutetta, myös vaurioalueen hermosoluissa. Prosessissa ovat mukana myös aktivoituneet *mikroglia-solut*. Lisäksi hapetuksellinen vaurio DNA:ssa johtaa mitokondrioiden DNA:n puutoksiin valkeassa ja harmaassa aineessa. Ajan ja iän mukana epänormaalien mitokondrioiden määrä lisääntyy *hermosolujen keskuksissa* kloonautumisen kautta.

Osakuva C): tuloksena syntyy biokemiallista puutteellisuutta mitokondriaalisiin hengityskomplekseihin ja entsyymeihin keskuksissa, toimien lähteenä epänormaaleille mitokondrioille, jotka sitten siirtyvät demyelinoituun aksoniin ja aiheuttavat siellä energiakadon sekä reaktiivisten happiyhdisteiden tuoton. Lisäksi jäännös- tai aktiivinen tulehdus vielä huonontaa mitokondrioiden toimintaa erityisesti kroonisten MS-vaurioalueiden aktiivisilla reunoilla.

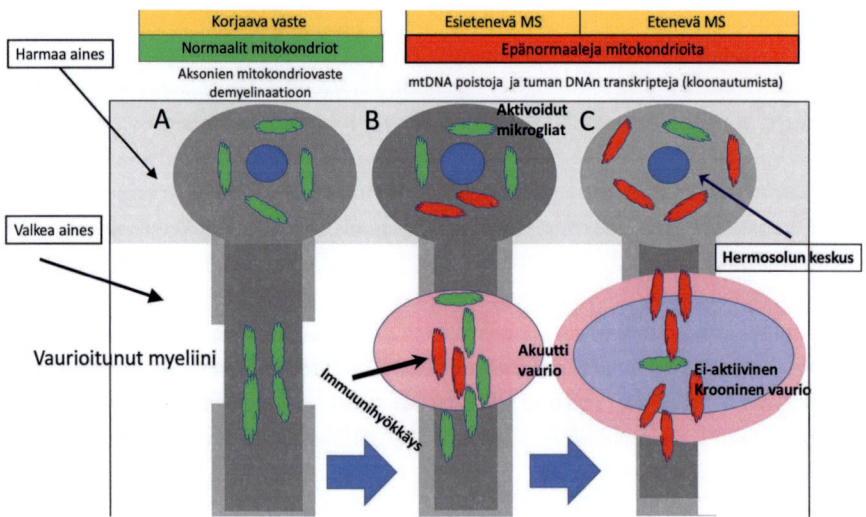

Kuvassa mtDNA = mitokondrion DNA.
Lähde (mukailtu): Pathological mechanisms in progressive multiple sclerosis, Don H Mahad, Bruce D Trapp, Hans Lassmann, Lancet neurology Vol 14 February 2015.

Mitokondriot ja mitokondrio-DNA ovat hyvin alttiita hapettumisvaurioille. Pitkäaikainen ja voimakas hapetusstressi MS-taudissa vaurioittaa mitokondrioita. Erilaiset mitokondriovauriot soluissa merkitsevät energian menetystä, joka aiheuttaa sekä toiminnallista että rakenteellista tuhoa. Nämä mitokondrio-epänormaalisuudet hermosolujen keskuksissa ja aksoneissa saattavat olla fatiikin takana. Akuutti ja krooninen hapetusstressi johtaa solustressiin, ja kun se ylittää tietyn kynnyksen, solurappeutuminen alkaa. Mitokondriovauriot MS-taudin vaurioalueilla näkyvät solukuolemaa synnyttävän tekijän vapautumisena mitokondriovarastoista ja siirtymisenä tumaan, joka saa aikaan DNA-vauriota ja solukuolemaa.

Lisätietoa

On havaittu, että ei-aktiivisissa plakeissa mitokondrioiden määrä ja aktiivisuus on kasvanut, ja tämä merkinnee, että kroonisesti demyelinoituneet aksonit tarvitsevat enemmän energiaa elääkseen. Jos tämä mitokondriovaste demyelinaatioon kokeellisesti katkaistaan, aksonien vauriot kiihtyvät. Kun vaurioihin tulee uudelleen myeliiniä, mitokondrioiden määrä ja toiminta palaavat normaalille tasolle. Tämä korvaustoiminta on etenevässä MS-taudissa häiriintynyt.

Enevässä MS-taudissa tavataan hermosolujen mitokondrioiden epänormaalisuuksia harmaassa aineessa. Näissä hermosoluissa mitokondrion koodaamissa geeneissä näkyy poikkeavuutta ja ne ovat kloonisesti lisääntyneet. Näiden kloonien määrä lisääntyy ajan myötä voimakkaasti ja johtaa palautumattomaan biokemialliseen puutteellisuuteen mitokondrio-entsyymeissä.

Entsyymit nopeuttavat kemiallisia reaktioita; ilman entsyymejä kemialliset reaktiot tapahtuisivat soluissa liian hitaasti eikä elämä olisi mahdollista. Entsyymit nopeuttavat reaktioita vähintään tuhatkertaisesti, joskus jopa 10^{17}-kertaisesti.

Vaurioituneet mitokondriot poistetaan normaalisti soluista itsestään, joten klooninen lisääntyminen voi tapahtua vain kun mutaatiot vaikuttavat mitokondrioiden laatukontrolliin.

Mitokondriovauriot MS-taudissa saavat aikaan 2-suuntaisia seuraamuksia. 1) Mitokondrio-toiminnan häiriö johtaa *energiavajeeseen*, joka lievässä muodossaan synnyttää vain toiminnan häiriöitä, ilman rakenteellisia vaurioita. Kun mitokondriovaurio ylittää tietyn kynnyksen, niin energiakato johtaa aksonien rappeutumiseen, solukuolemaan ja kudostuhoon.

2) Häiriö hengitysketjutoiminnassa johtaa elektronien vapautumiseen, jotka reagoivat hapen kanssa ja saavat aikaan reaktiivisia hapen yhdisteitä. Eli krooninen mitokondriovaurio voimistaa hapetuksellisista vauriota ja saa aikaan pahan kierteen kudostuhossa. Poikkeuksellinen, väärin toimivien mitokondrioiden

siirtyminen hermosolujen keskuksesta aksoniin demyelinaation vuoksi saattaa vielä kiihdyttää aksonien hapetuksellista vauriota ja johtaa muuttuneeseen kalsiumin tasapainoon.

Mitokondriovaurio johtaa ns. histotoksiseen hapenpuutteeseen, joka tarkoittaa tilaa, jossa hapen kulutus on alentunut ja on energianpuute normaalissa verenkierrossa ja hapensaannissa. MS-taudissa tätä kuvataan termillä näennäinen hapenpuute. Kun aivokudos on histotoksisen hapenpuutteen alaisena, niin lisävä-heneminen happipaineessa todennäköisesti lisää hermorappeutumista. Kokeellisesti on näet osoitettu, että vakavan *aivotulehduksen aikana hapensaanti on vähentynyt.* Tämä johtunee siitä, että verisuonten ympärillä olevat tulehdussolut kuluttavat paljon happea. Näin happipaine laskee alle kriittisen rajan aivoissa ja selkäytimessä alueilla, joilla on jo normaalioloissa matala hapen saanti. Tällaisilla alueilla on havaittu kasvanut vauriotaakka MS-taudissa.

Hapetusvaurioita pahentavat läsnä olevat rauta (Fe^{2+}) ja kupari (Cu^{2+}) -ionit. MS-taudin vaurioalueilla rauta vapautuu vaurioituneesta myeliinistä solunulkoiseen tilaan, jossa se muuntuu kaksiarvoiseksi ja lisää reaktiivisten happiyhdisteiden myrkyllisyyttä. Etenevän MS-taudin hapettuneiden lipidien kerään-tyminen on osittain yhteydessä kasvaneeseen rautakuormaan vaurioalueilla.

Proteiineja, jotka syntyvät happistressin ja hypoksian seurauksena, löydetään aktiivisen MS-taudin vaurioalueilla ja normaalilta vaikuttavassa valkeassa aineessa.

Mitokondrioiden toimintahäiriössä aktiivisissa MS-taudin vaurioissa natriumin poistaminen aksoplas-masta (hermosolun solulima) impulssin johtumisen aikana on huonontunut. Kerääntyvä natrium kor-vautuu kalsium-ioneilla natrium-kalsiumvaihtajan käänteistoiminnalla. Kasvanut aksonin sisäinen kal-sium aktivoi kalpaiinin (yhdiste toimii entsyyminä), joka aiheuttaa sekä aksonin sisäistä proteolyyttista hajoamista solutukirangan proteiineissa että aksonien rappeutumista, jolloin proteaasi-niminen entsyymi aiheuttaa proteiinien hajoamisen. Lisäksi muutoksia erilaisten kalsium-kanavien osayksiköiden määrissä on kuvattu MS-taudin vauriokohdissa, mikä vielä lisää ionista epätasapainoa ja aksonien tuhoa.

Ionikanavat kuuluvat proteiineihin, jotka ovat osa solukalvon rakennetta. Ionikanavat päästävät lävitseen vain tiettyjä ioneja. Kanavat ovat auki usein vain hyvin pienen hetken, sillä ionien nopeus kanavassa on noin 10^8 ionia sekunnissa. Jännitteestä riippuvat ionikanavat aukeavat vain, jos solukalvon jännitteessä tapahtuu muutoksia.

Yhteenveto: etenevä MS-tauti

MS-taudissa tulehdus ajaa tautiprosessia kohti hapetuksellisia vaurioita ja mitokondriovaurioita, joita erityisesti etenevässä muodossa pahentavat ikäriippuvaiset muutokset aivoissa ja mikroglia-solujen aktivoitumiset, joita aiheuttavat kerääntyvät aivovauriot.

Jotta lääkkeet olisivat tehokkaita etenevässä MS-taudissa, niiden täytyy päästä aivoihin normaalin tai korjatun aivoveriesteen läpi. Useimmat RR-lääkkeet eivät tähän pysty. Lisäksi tulehduksen estohoidot täytyy kohdistaa keskushermoston tulehdukseen estämällä tulehdusta edistäviä välittäjiä, joita tuottavat T- ja B-lymfosyytit, tai kohdistamalla estohoidot tulehdusta edistäviin mekanismeihin mikroglia- ja astrosyytti-soluissa. Hermosoluja suojelevien strategioiden tulisi estää hapetusvaurioita tai kehittää antioksidatiivisia solupuolustusmekanismeja. Mitokondrioiden suojeleminen, täydennysstrategiat ja niin ikään eri ionikanaviin kohdistuvat hoidot ovat myös tärkeitä.

LÄHTEET (osa)

Pender: The essential role of Epstein-Barr virus in the pathogenesis of multiple sclerosis, Neuroscientist (2011) linked database study, Julian Gold et al.

JAMA Neurol. Transdermal Application of Myelin Peptides in Multiple Sclerosis Treatment, AgataWalczak et al., Published online July 1, 2013.

Progressive multiple sclerosis 1, Pathological mechanisms in progressive multiple sclerosis; Don H Mahad, Bruce D Trapp, Hans Lassmann, Lancet Neurol 2015; 14: 183–93.

Progressive multiple sclerosis 2, Treatment of progressive multiple sclerosis: what works, what does not, and what is needed, Anthony Feinstein, Jenny Freeman, Albert C Lo, Lancet Neurol 2015; 14: 194–207.

Progressive multiple sclerosis 3, Clinical trials in progressive multiple sclerosis: lessons learned and future perspectives, Daniel Ontaneda, Robert J Fox, Jeremy Chataway, Lancet Neurol 2015; 14: 208–23.

Age and disability accumulation in multiple sclerosis, A. Scalfari et al., Neurology 77 September 27, 2011.

Onset of secondary progressive phase and long-term evolution of multiple sclerosis, Antonio Scalfari et al., J Neurol Neurosurg Psychiatry 2014;85:67–75.

The natural history of multiple sclerosis, a geographically based study 10: relapses andlong-term disability, Antonio Scalfari et al., Brain 2010: 133; 1914–1929.

Phase I Trial of Intrathecal Mesenchymal Stem Cell-derived Neural Progenitors in Progressive Multiple Sclerosis, Violaine K. Harris et al., EBioMedicine 29 (2018) 23–30.

Recirculating Intestinal IgA-Producing Cells Regulate Neuroinflammation via IL-10, Cell (2019), Rojas et al.

Safety and immunologic effects of high- vs low-dose cholecalciferol in multiple sclerosis, Sotirchos, Calabresi et al., 30.12.2015, American academy of neurology.

Coenzyme Q10 supplementation reduces oxidative stress and increases antioxidant enzyme activity in patients with relapsing-remitting multiple sclerosis, Meisam Sanoobar, Shahryar Eghtesadi et al., International Journal of Neuroscience, 2013; 123(11): 776–782.

Impact of microbiota on central nervoussystem and neurological diseases: the gutbrain axis, Ma et al., Journal of Neuroinflammation (2019).

The Gut Microbiome in Multiple Sclerosis: A Potential Therapeutic AvenueTrevor, O. Kirby and Javier Ochoa-Repáraz, Med. Sci. (2018).

The Role of the Gut Microbiome in Multiple Sclerosis Risk and Progression: Towards Characterization of the "MS Microbiome", Anne-Katrin Pröbstel and Sergio E. Baranzini, Neurotherapeutics (2018) 15:126–134.

Palautteet: soppela.marjaterttu@gmail.com